Das Buch für den Hallux

„Dieses Buch ist meinen Eltern gewidmet,
die mir schon in meiner Kindheit
die Freiheit und den Rückhalt schenkten,
meinen Weg zu gehen."

Das Buch für den Hallux

Ganzheitliche Hilfe ohne OP

Carsten Stark

südwest

Inhalt

Liebe Leserin, lieber Leser,

bevor wir gemeinsam in die spannende Materie der Füße und insbesondere in die des Hallux, der Großzehe, und seines Grundgelenks einsteigen, möchte ich zunächst Danke sagen. Und zwar all jenen, die mir mit dem Kauf des Buches „Füße gut, alles gut" ihr Vertrauen geschenkt haben und mir in unzähligen Zuschriften von ihren Erfahrungen berichteten. Sie haben mir bestätigt, wie wichtig es ist, das Thema Füße aus einem ganzheitlichen Blickwinkel zu betrachten, und Sie haben gezeigt, dass es sinnvoll ist, bestimmte Bereiche des Buches noch tiefer zu beleuchten, damit Zusammenhänge noch klarer werden. Mit diesem Buch nehme ich den Ball auf, denn es ist mir ein großes persönliches Anliegen, Wissen so zu vermitteln, dass es anwendbar ist. Dass es jeder Leserin, jedem Leser die Möglichkeit gibt, eigene Entscheidungen zu treffen. Dass jeder in der Lage ist, nicht nur präventiv, also vorsorglich, etwas für die eigenen Füße und die Gesundheit zu tun. Ich möchte vermitteln, wie viel Macht – im positiven Sinne – jeder besitzt, auch in einer scheinbar aussichtslosen Situation etwas zu tun.

Ich ärgere mich manchmal, wenn ich Bücher sehe, in denen Hilfe für den Hallux valgus versprochen wird. Blättert man sie durch, ist stets die Rede von den besten Methoden, den besten Selbsthilfemöglichkeiten, den besten Übungen. Meist werden allerdings neben gängigem Wissen nur diverse Fußübungen angeboten, die für sich genommen sicher bei dem einen oder anderen wirkungsvoll sein können, weil man damit den Füßen überhaupt Beachtung schenkt. Jedoch weiß ich, dass Hunderte Klienten, die mich anschreiben oder in meine Praxis kommen, viele dieser Übungen schon probiert haben und dennoch keine Verbesserung oder sogar Beschwerdefreiheit erreicht haben. Warum? Weil eben jeder Mensch anders ist und jede Situation durch etwas anderes verursacht wird. Sicherlich sind statische oder funktionelle Ursachen, die man verallgemeinern kann, Teil des Problems. Aber nicht nur.

Vorwort

Was es braucht, ist eine ganzheitliche Sicht. Dieses Buch ist, wie schon mein erstes, keine strikte wissenschaftliche Abhandlung und die Inhalte sind wohl meist fern von der derzeitigen Lehrmeinung. Sie sind jedoch meine persönlichen Erfahrungen als praktizierender Fusskartograph mit vielen Hunderten von Klienten. Seit nunmehr 15 Jahren befasse ich mich voller Leidenschaft mit dem Thema Füße. Ich hoffe und wünsche mir, dass meine Arbeit nicht nur für Betroffene von großem Wert ist, sondern dass die Inhalte dieses Buches auch eine sinnvolle Ergänzung für die Arbeit von Physiotherapeuten und Bewegungstherapeuten oder auch für Schulmediziner darstellen.

Halten Sie kurz inne und schauen Sie an sich herab. Blicken Sie auf Ihre Füße und glauben Sie mir, auch wenn es schräg klingt: Sie haben sie quasi selbst in der Hand. Ich bin nur der, der Ihnen zeigt, wie Sie den Werkzeugkasten öffnen können, den Sie, ohne es vielleicht zu ahnen, stets mit sich führen. Ein Werkzeugkasten voller Möglichkeiten, die nicht nur helfen, Ihre Beschwerden zu lindern, sondern vor allem Ursachen zu erkennen und zu beseitigen. Ich weiß nicht, wann genau wir angefangen haben, daran zu zweifeln, dass unser Körper über enorme Selbstheilungskräfte verfügt. Ich weiß nur, dass es Zeit ist, diese Zweifel wieder aus der Welt zu räumen. Mit Wissen und Tatkraft.

Sie werden in diesem Buch eine Fülle an Informationen finden und ich bitte Sie, sich dafür Zeit zu nehmen. Intuitiv zu erfassen, was Ihnen guttun könnte, und nicht alles auf einmal auszuprobieren. Das würde nicht nur Ihre Großzehe, sondern auch Sie überfordern, und das ist nicht das Anliegen des Buches.

Lassen Sie uns nun also gemeinsam aufbrechen auf eine spannende Reise in die Welt der Großzehe, dem Hallux.

Ihr Carsten Stark

Wann es sich auf jeden Fall lohnt, dieses Buch zu lesen

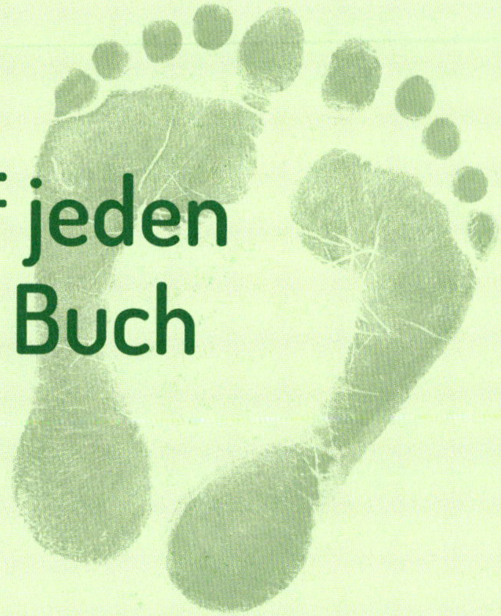

Wenn Sie bereits einen Hallux haben und

- Schmerzen am Großzehenballen auf sanfte Art und Weise behandeln möchten.
- von bisherigen Bemühungen für Ihren Hallux enttäuscht waren.
- schonende, nachhaltige Tipps für Ihren Hallux suchen.
- Sie Ihre Füße hässlich finden.
- vor der Entscheidung einer Hallux-Operation stehen.
- bereits eine Hallux-Operation hinter sich haben.

Wenn Sie das Gefühl haben,

- dass Ihre Schuhe in den letzten Jahren immer kleiner und enger geworden sind.
- dass sich ein Hallux entwickelt.
- dass Einlagen nicht die Lösung von Hallux-Problemen sind.
- dass bisherige Therapien keine ganzheitliche Hilfe geboten haben.

Wenn Sie erfahren möchten,

- welche ganzheitlichen Zusammenhänge zwischen Ihrem Hallux und Ihrem Körper bestehen.
- was Ihr Hallux über Ihre Persönlichkeit verrät.
- was Ihr Hallux mit Ihrem Nacken zu tun hat.
- was es abseits des alltäglichen Wissens Erstaunliches über Ihre Großzehen und die Füße zu entdecken gibt.
- wie Sie selbst vorbeugend etwas Wertvolles für Ihre Fußgesundheit tun können.
- wie Sie Ihre Körperaufrichtung unterstützen.

Wenn Sie sich wünschen,

- ab und zu High Heels zu tragen, ohne sich den Risiken und Nebenwirkungen für Ihre Füße auszusetzen.
- dass Ihre Zehen gerade sind.
- stolz auf sich und Ihre Füße zu sein.
- wieder leicht und locker zu gehen.
- unbeschwert offene Schuhe und Sandalen zu tragen.

Oder wenn Sie einfach eine Lektüre suchen, die Ihnen noch in vielen Jahren eine wertvolle Hilfe sein kann.

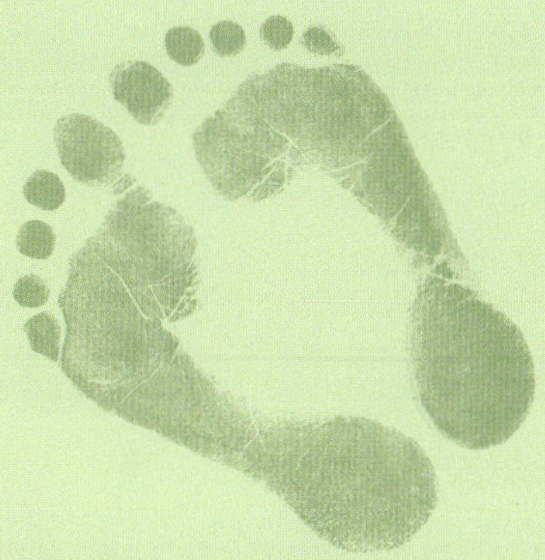

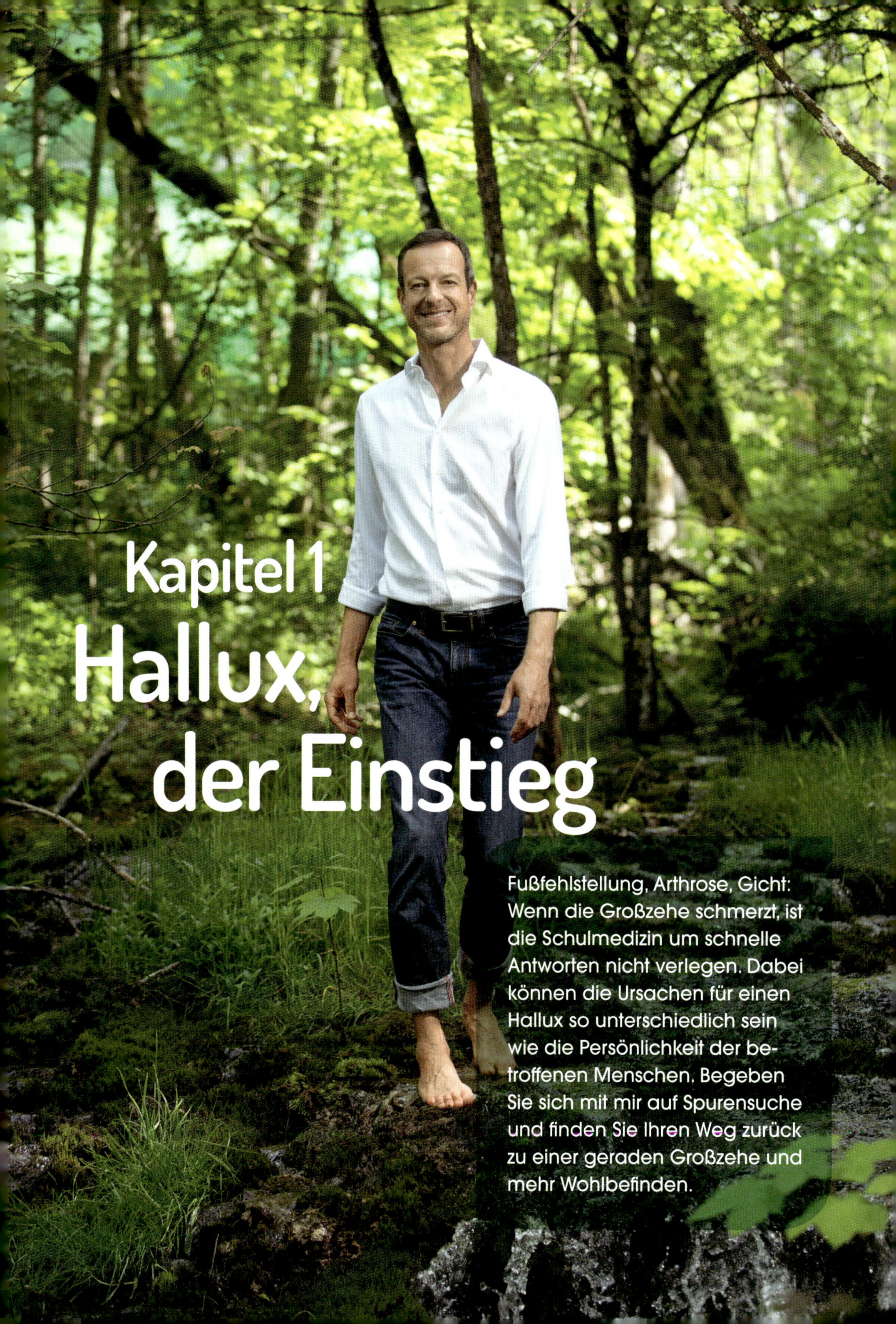

Kapitel 1
Hallux, der Einstieg

Fußfehlstellung, Arthrose, Gicht: Wenn die Großzehe schmerzt, ist die Schulmedizin um schnelle Antworten nicht verlegen. Dabei können die Ursachen für einen Hallux so unterschiedlich sein wie die Persönlichkeit der betroffenen Menschen. Begeben Sie sich mit mir auf Spurensuche und finden Sie Ihren Weg zurück zu einer geraden Großzehe und mehr Wohlbefinden.

Fokus Großzehe

Vorschnelle Diagnose

Wenn Klienten zum Erstgespräch in meine Praxis kommen, antworten sie auf meine Frage, was sie zu mir führt, oft: „Mein Arzt hat gesagt, ich habe einen Knick-Senk-Fuß" oder „Ich habe einen Spreizfuß". Ich sage darauf, dass der Knick-Senk-Fuß bestimmt nicht der Grund sei, weshalb sie zu mir kämen, und was sie für Beschwerden hätten. Neun von zehn Hallux-Patienten teilen mir daraufhin mit, sie hätten die Diagnose Arthrose erhalten. Damit stehen für sie Krankheit und Behandlungsweg fest. Erst wenn ich nochmals nachfrage oder die Klienten dazu auffordere, mir mit dem Finger zu zeigen, wo es denn wehtut, verstehen sie, worauf ich hinauswill, und zeigen auf die entsprechende Stelle am Fuß. Frage ich dann weiter, wie der Schmerz sich äußert, ob er stechend, brennend, dumpf, hell, ziehend, drückend oder reißend ist, bekomme ich endlich die Antwort auf meine Eingangsfrage.

Warum erzähle ich Ihnen das? Weil es zeigt, wie Fußprobleme im Allgemeinen therapiert oder behandelt werden. Es geht kaum noch darum, die Situation erst einmal mit einem der aussagekräftigsten Instrumente zu erfassen, über das wir verfügen: mit unseren Sinnen. Vielmehr wird die Beschwerde umgehend katalogisiert und daraufhin wird entsprechend der gängigen Praxis eine Lösung in Form von Einlagen, Spritzen oder Operationen bereitgestellt. Viele Menschen sind damit zunächst auch zufrieden, merken allerdings spätestens dann, wenn die Beschwerden zurückkommen oder an einer anderen Stelle des Körpers auftauchen, dass die so wichtige Ursachenforschung komplett auf der Strecke geblieben ist. Dabei wissen doch diejenigen, die von Problemen geplagt werden, meist bestens über sich Bescheid. Können sagen, wo es wehtut, seit wann es schmerzt und wann und wie der Schmerz entstanden ist oder sich verschlimmert hat. Ebenso können die Betroffenen Rückmeldung darüber geben, was sie bereits getan haben, um die Situation zu verbessern. Sie können sagen, ob sich nach einer Verordnung wirklich etwas verändert hat oder nicht. Meiner Ansicht nach wäre das der Schlüssel für den Beginn einer nachhaltigen Behandlung.

Genau das ist auch der Grund, warum ich in diesem Buch einmal mehr die übliche Sichtweise auf den Fuß buchstäblich auf den Kopf stellen möchte. Ich wünsche mir, dass Sie wach und aufmerksam werden. Dass Sie sich nicht alles für gut verkaufen lassen. Das kostengünstigste und gleichzeitig wirkungsvollste Medikament tragen Sie nämlich ohnehin immer mit sich herum. Es ist Ihr Kopf und es ist Ihre eigene Einstellung. Wenn Sie achtsam sind, dann wissen Sie auch, was Ihnen guttut und was nicht. Wenn Sie die Zusammenhänge kennen, dann fällt es Ihnen leichter, Ihren Körper zu verstehen und mit den richtigen Maßnahmen und Verhaltensweisen auf seine Signale zu reagieren.

Hallux: Was ist das eigentlich?

„Hallux" bedeutet zunächst einmal nichts anderes als „Großzehe". Im allgemeinen Sprachgebrauch hat es sich allerdings eingebürgert, dass mit dem Begriff „Hallux" gleichzeitig auch die Krankhaftigkeit des Großzehengrundgelenks und alles, was damit im Zusammenhang steht, umschrieben wird. Da der Begriff derart eingebürgert ist, springe ich auf diesen Zug auf und werde grundsätzlich von der Großzehe reden, wenn es um den ersten Zeh geht, und vom Hallux, wenn das Krankheitsbild gemeint ist. Natürlich differenziere ich dabei zwischen den unterschiedlichen Ausprägungen.

Ganzheitliche Methoden für ein vielfältiges Problem

Ich sagte ja eingangs bereits, dass wir uns gemeinsam auf eine Reise begeben werden. Das Ziel dieser Reise liegt zwar gar nicht so weit weg; Sie können es schon sehen, wenn Sie nur nach unten blicken. Nichtsdestotrotz werden wir eine Zeit lang unterwegs sein, denn es gibt vieles zu entdecken, das Ihnen dabei helfen wird, das Krankheitsbild des Hallux besser zu verstehen. Ein Grundgelenk verschiebt sich schließlich nicht zufällig, eine Großzehe stellt sich nicht einfach so schief – schon gar nicht von heute auf morgen. Sie tut es auch nicht, um Sie zu ärgern, sondern weist mit dieser negativen Bewegung auf einen Missstand hin.

Auf etwas, das Sie verändern sollten und das Sie auch verändern können. Allerdings müssen Sie sich dazu erst einmal auf Spurensuche begeben.

Die Spurensuche beginnt mit der Frage, was eine gesunde Großzehe überhaupt ausmacht. Nur so lässt sich erkennen, wann eine Zehe krankhaft verändert und die Situation für die Zehe behandlungsbedürftig ist. Dieser Punkt ist sehr wichtig, denn wir neigen heutzutage dazu, die Dinge zu vereinfachen, indem wir von Standards ausgehen und danach den Einzelfall als richtig oder falsch be- oder auch verurteilen. Alles, was nicht dem Standard entspricht, ist entweder verkehrt, nicht in Ordnung oder krank.

Ich möchte mich in diesem Buch auf die geläufigsten Großzehen-Erscheinungen fokussieren, sie näher betrachten und ihre vorteilhafte oder nachteilige Situation aus ganzheitlicher Sicht hinterfragen. Letztendlich zeigt uns ja die Symptomatik jedes Betroffenen und sein Anliegen, ob es für IHN richtig oder falsch läuft. Ob er damit zurechtkommt. Das sollte der Maßstab sein. Nicht irgendeine Norm oder sogar Mode.

Nichts in der Natur geschieht ohne Absicht und ohne Grund. Um geeignete Antworten und damit Lösungen für die Betroffenen zu finden, stellen sich für mich immer die Fragen, warum, weshalb und mit welchem Ziel sich eine Großzehe so darstellt, wie sie sich zeigt – beispielsweise in der Form eines schmerzhaften Hallux valgus oder Hallux rigidus. Ich möchte verstehen, warum die Großzehe sich schief stellt oder Schmerzen aussendet (und ich möchte auch, dass Sie ein Verständnis dafür entwickeln). Beim Hallux rigidus muss ich zum Beispiel fragen, warum sich dieses Gelenk über Generationen so entwickelt hat. Viele Menschen haben schließlich überhaupt keine Probleme mit ihm, obwohl er sich ausgeprägt zeigt. Also fange ich an, nach Gründen für die einzelnen Erscheinungen des Hallux zu suchen und Argumente zu finden.

Viele Klienten, die mich um Hilfe aufsuchen, haben schon unzählige Therapieansätze hinter sich, zum Beispiel Massagen, Fußgymnastik, medikamentöse Behandlungen, Physiotherapie, Operationen, Hallux-Schienen, Zehenspreizer, orthopädische Einlagen oder spezielle Dehnübungen. Für die meisten änderten sich die Beschwerden dadurch allerdings kaum oder gar nicht. Zumindest nicht längerfristig und nachhaltig. Bei genauerer Betrachtung kann man leicht erkennen, dass alle diese Therapiemethoden zwar zunächst das Gewebe am Hallux entlasten, was auch zu einer kurzfristigen Besserung führt. Allerdings fördert meiner Erfahrung nach keine die eigenen Regulationsmechanismen des Körpers, zumindest nicht in größerem Umfang. Sie lockern oder strapazieren durch Ziehen und Drücken die Gelenke und das Gewebe lediglich kurzfristig.

Ganzheitliche Maßnahmen dagegen fordern den Körper auf, selbst aktiv zu werden – naturgemäß sinnvoll und nachhaltig. Regulierende Maßnahmen nutzen dabei gezielt die Reizung der Sinneszellen des Fußes aus, um Veränderungen zu provozieren. Sie werden im zentralen Nervensystem im Rückenmark verarbeitet und ziehen in der Regel strukturelle und funktionelle Veränderungen an den zu regulierenden Bereichen nach sich, zum Beispiel dem Hallux. Oder einfacher: Ist es draußen kalt, gibt es zwei Möglichkeiten, sich zu wärmen: Man kann sich entweder richtig warm anziehen oder sich zügig bewegen und so die Muskulatur anregen, die wiederum durch die Verbrennung von Kohlenhydraten Wärme produziert. Während der eine Weg also passiv ist, verläuft der andere aktiv.

Die häufigsten Hallux-Formen

Das sind die Hallux-Formen, die bei mir in der Praxis auftauchen:

- Gerader Hallux mit einem starken Grundgelenk, die Großzehe ist gut beweglich.
- Gerader Hallux mit einem starken Grundgelenk, die Großzehe ist jedoch nur eingeschränkt beweglich.
- Schiefer Hallux mit einem starken Grundgelenk, die Großzehe ist relativ gut beweglich.
- Schiefer Hallux mit relativ unauffälligem Grundgelenk, die Beweglichkeit ist teilweise eingeschränkt, teilweise nicht.
- Eher unauffälliges Hallux-Grundgelenk, aber deutlich gerötet, mit geradem Zeh, beweglich oder unbeweglich.

Signale des Körpers

Mir ist aufgefallen, dass das Thema Hallux bei gleicher Problematik oft ganz unterschiedlich empfunden wird. Beim einen schmerzt es schon, wenn er nur auf den Zeh schaut oder an den nächsten Spaziergang denkt. Beim anderen schmerzt es erst nach einigen Stunden oder Tagen des Wanderns. Ähnlich unterschiedlich sind auch die ästhetischen Wahrnehmungen. Bei manchen ist der Großzeh absolut gerade und lediglich das Grundgelenk etwas gerötet. Das reicht aber für diese Menschen aus, um ihren gesamten Fuß als hässlich zu empfinden. Was sollen dann erst jene über ihre Füße denken, die einen stark ausgeprägten Hallux valgus haben, bei dem die Großzehe bereits den zweiten Zeh berührt oder ihn schon weggedrückt hat?

Manche Menschen haben gar keine Schmerzen und möchten sich dennoch den Hallux operieren lassen, weil der seelische Druck aufgrund der Schiefstellung so groß ist, dass sie das in Kauf nehmen würden. Viele, vor allem Frauen, trauen sich nicht einmal, die Schuhe auszuziehen, oder gehen nur in geschlossenen Schuhen. Sich im Sommer barfuß oder in offenen Sandalen zu zeigen, kommt für sie überhaupt nicht infrage. Manche vermeiden sogar den Besuch eines Schwimmbades, weil sie sich für ihre Zehen schämen – selbst wenn ich als Fusskartograph den Fuß als ganz ordentlich und die Zehe als relativ gerade einordnen würde. Aber der Leidensdruck ist häufig extrem hoch. Ich möchte das überhaupt nicht werten. Ich bin nur manchmal überrascht, wie viele Menschen der Ansicht sind, dass ihre Großzehen hässlich sind, und die sich damit nicht nur einschränken, sondern vor allem auch den Weg zur Heilung blockieren.

Die meisten Betroffenen wünschen sich eine schnelle Lösung für ihr Hallux-Problem. Das ist verständlich, bedenkt man, dass viele von ihnen wirklich unter einem immensen Leidensdruck stehen. Wir wissen alle, dass eine körperliche Einschränkung schnell das ganze Leben einschränken kann. Darunter leidet nicht nur das Wohlbefinden, sondern eventuell auch der Beruf oder die Partnerschaft. Und je länger die Problematik anhält, umso mehr identifizieren sich die meisten mit ihr. Dann beherrscht das Problem irgendwann den gesamten Alltag. Alles Denken kreist nur noch darum. Ängste kommen hinzu, die den Stress potenzieren, was meist wiederum zu einer Verschlimmerung der Beschwerden führt, weil Stresshormone den natürlichen Heilungsprozess blockieren. Und weil das, worauf wir unsere Aufmerksamkeit richten, sich in der Regel verstärkt. So gesehen ist es nicht verwunderlich, dass sich so viele Menschen zunächst nach einer schnellen Lösung sehnen.

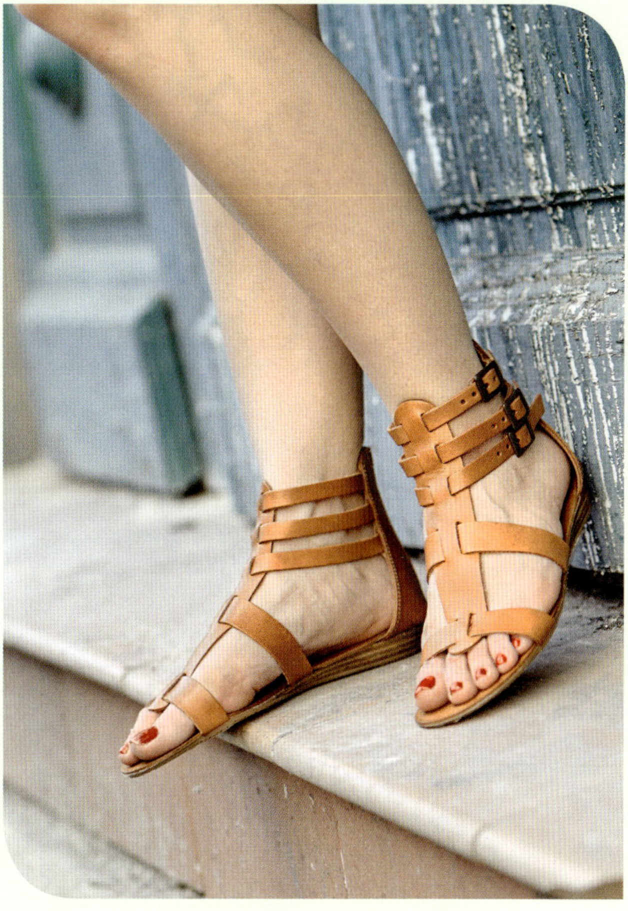

Es gibt aber leider keine Pille, die man einfach schlucken kann. Genauso hilft eine Einlage nicht nachhaltig. Und wer meint, dass durch eine 30-minütige Operation das jahrelange Hallux-Problem beseitigt wäre, der irrt leider ebenso. Die Hauruckmethode funktioniert an dieser Stelle einfach nicht. Man darf nicht erwarten, dass ein Zustand, der sich bisweilen über Jahre oder Jahrzehnte entwickelt hat, sich innerhalb weniger Wochen und Monate so verändert, dass er keine Probleme mehr bereitet. Ebenso wenig, wie man erwarten darf, dass ein krummer Zeh ruck, zuck wieder gerade ist. Es gibt jedoch Lösungen und ich gebe mein Bestes, Ihnen auf den folgenden Seiten so viele Erfahrungen weiterzugeben und so viel Wissen wie möglich zu vermitteln. Aktiv werden müssen Sie allerdings selbst. Das können weder das Buch noch ich Ihnen abnehmen. Aber wenn Sie für ein optimales Umfeld und regelmäßige Zuwendung sorgen, die richtigen Übungen machen und dem Prozess die notwendige Zeit geben, spricht nichts gegen eine Verbesserung Ihrer Situation. Vielleicht ist sogar Heilung möglich.

Ich möchte Ihnen noch eine persönliche Geschichte erzählen: Als Jugendlicher hatte ich lange Zeit Probleme mit einem eingewachsenen Großzehennagel. Die Nagelhaut war permanent dunkelrot, schmerzhaft, entzündet und eitrig. Man operierte mir in der Klinik einen kleinen Teil des Nagelbetts heraus, sodass der Zehennagel nicht mehr einwachsen konnte. Bis heute ist eine Narbe zu sehen und ich muss immer wieder den Kopf darüber schütteln, dass damals niemand auf die Idee kam zu fragen, was eigentlich der Grund dafür war, dass dieser Nagel sich ständig entzündet hatte. Kein Arzt hat je meine Verhaltensweise infrage gestellt oder mein Schuhwerk angeschaut. Und ich selbst kam auch nicht auf diese Idee.

Heute weiß ich, woran es lag: Können Sie sich noch an das Jahr 1984 erinnern? Boris Becker wurde damals der jüngste Wimbledon-Sieger aller Zeiten – und ich sein größter Fan. Als Jugendlicher stand ich täglich auf unserem örtlichen Tennisplatz und spielte. Durch das ständige „Reinrutschen“ in den nächsten Schlag auf dem Sandboden wurden die Zehen stark in die Schuhspitzen gedrückt. Ich kann mich ganz genau erinnern, dass ich oft Schmerzen in meinem Großzehengrundgelenk hatte. Damals trug ich Schuhgröße 43. Heute trage ich 45/46 und die Zehen haben ausreichend Platz. Dabei sind meine Füße seitdem kaum noch gewachsen – im Gegenteil. Mein Fuß hat sich seither eher verkürzt, weil sich das Fußgewölbe durch permanentes Training aufgerichtet hat.

Vielleicht geht es Ihnen jetzt gerade ähnlich wie mir damals und Ihr Körper will mit dem Schmerz oder den Beschwerden, die Sie belasten, Ihre Aufmerksamkeit auf bestimmte Verhaltensweisen lenken. Schließlich wird man ohne sie – egal ob körperlich oder seelisch – kaum etwas verändern. Betrachten Sie also den Schmerz als Helfer, der uns daran erinnert, dass irgendetwas eben schiefläuft.

Es ist nie zu spät

Einen Punkt möchte ich vorab auch noch ansprechen. Wurden bei Ihnen bereits operative Eingriffe an der Großzehe oder dem Gelenk vorgenommen, sind zwei Dinge wichtig. Zum einen sollten Sie nicht einfach die Hände in den Schoß legen – in der Annahme, dass damit alles erledigt wäre. Im Gegenteil: Gerade jetzt ist es wichtig, den eigenen Verhaltensweisen auf die Spur zu kommen. Anderenfalls haben Sie in ein paar Jahren wieder dasselbe Problem oder der Körper sucht sich ein anderes Ventil. Sie brauchen aber auch nicht resignieren und denken, dass mit der Operation sowieso alles egal sei und Sie keine Möglichkeit mehr hätten, etwas zu verbessern. Ich kann Ihnen aus meiner Erfahrung als praktizierender Fusskartograph sagen, dass auch nach einer Operation weitere Verbesserungen möglich sind. Allerdings sinkt die Wahrscheinlichkeit einer zufriedenstellenden Lösung, je länger Sie warten. Sie kennen das sicher von anderen Beschwerden: Je länger man etwa bei Zahnschmerzen abwartet, desto größer werden sie in der Regel und desto umfangreicher werden auch die Maßnahmen, die ergriffen werden müssen, um den Schaden zu beseitigen. Warum sollte das am Großzeh anders sein?

Sie werden egal ob mit oder ohne Operation nicht umhinkommen, sich ausführlich mit Ihrem Großzeh oder Ihren Großzehen zu beschäftigen, wenn Sie etwas verändern wollen. Sie werden sich Zeit nehmen müssen, regelmäßig mit Ihren Füßen arbeiten müssen, Ihre Gewohnheiten überprüfen und gegebenenfalls verändern müssen. Das ist kein Spaziergang, das sage ich Ihnen gleich. Aber es ist möglich. Lassen Sie sich nicht beirren. Schon gar nicht von Menschen, die meinen, dass das ohnehin nicht funktioniert. Auch nicht von jenen, die Ihnen erzählen, dass das alles nur passiert ist, weil Sie in jungen Jahren oder später zu hohe oder zu enge Schuhe getragen haben. Schauen Sie sich um: Es gibt genug Frauen, die regelmäßig hohes Schuhwerk tragen, und überhaupt keine Probleme haben.

Die Hallux-Problematik ist extrem vielschichtig und hat mindestens genauso viele Ursachen, wie es unterschiedliche Fußabdrücke gibt. Die Antwort darauf können also keine pauschalen, sondern nur individuelle Lösungswege sein.

In diesem Buch werde ich Ihnen eine Vielzahl von Ursachen darlegen und Möglichkeiten präsentieren, mit denen Sie Ihrem Körper und Ihrem Zeh helfen können, sich zu regenerieren. Manches weicht vielleicht von der Ihnen bekannten Norm ab, überrascht Sie, lässt Sie vielleicht sogar mal ungläubig den Kopf schütteln. Aber ein Freund von mir hat einmal gesagt: „Das Ergebnis ist das Maß der Wahrheit". Es ist wichtig, sich auf etwas einzulassen, bevor man es beurteilt.

Auf Spurensuche

Ich bin gleich mal mutig und lasse Sie ins kalte Wasser springen. Es gibt nämlich ein paar wichtigste Fragen, die ich Ihnen stellen möchte:

Lieben Sie Ihre Füße? Lieben Sie Ihre Großzehe? Wie ist Ihr Verhältnis zu Ihren Füßen? Tragen Sie im Sommer gern offene Schuhe oder gehen barfuß? Was empfinden Sie, wenn Sie Ihre Füße pflegen oder sich Zeit nehmen, Ihre Nägel zu lackieren? Greifen Sie eher zu einer gedeckten Farbe oder bevorzugen Sie eher eine knallige, um die Zehen in den Vordergrund zu stellen? Wie sehen Ihre Füße aus, wenn Sie sie im Sommer abends aus den offenen Schuhen/Sandalen nehmen oder im Winter aus den geschlossenen? Sehen/spüren Sie Rötungen, Hitzeempfindungen, Schwellungen, Beschwerden, reißende Schmerzen, spitze Schmerzen, brennende Schmerzen? Oder ganz anders: Haben Sie das Gefühl, die Schuhe gar nicht ausziehen zu müssen, weil es Ihnen so gut darin geht?

Haben Sie manchmal ein schlechtes Gewissen, wenn Sie sich Ihre Füße abends anschauen? Und wenn Sie einen Moment die Augen schließen und an einen schönen Fuß denken: Wie sieht er aus? Wenn Sie an gesunde Füße denken, welches Bild entsteht in Ihrem Kopf? Wie, denken Sie, würden Sie diese schönen und gesunden Füße behandeln und pflegen?

Und schon sind wir wieder bei der Spurensuche. Stellen Sie sich einfach vor, Sie würden bei mir in der Praxis sitzen und ich hätte Ihnen all diese Fragen gestellt. Wenn der Fuß, den Sie im realen Leben vor sich sehen, sich von den inneren Bildern, die Sie von einem gesunden Fuß oder einem schönen Fuß haben, deutlich unterscheidet, sollten Sie sich mit mir auf den Weg begeben. Und dieser Weg wird folgendermaßen aussehen:

- Wir spüren gemeinsam das auf, was Sie weglassen müssen. Zum Beispiel Druck durch enge Schuhe, Belastung der inneren Organe durch bestimmte Gewohnheiten, Schiefstellung der Halswirbelsäule oder des Beckens.
- Anschließend verändern Sie sich negativ auswirkende Verhaltensweisen, zum Beispiel Ihren Gang, die Häufigkeit, mit der Sie Ihr Schuhwerk wechseln, die Fußstellung – durch Therapie, Training, Lockerung, Mobilisation und Kräftigung.
- Und dann geht es noch um das Hinzufügen. Das können lokal aufzutragende Mittel sein, systemische, sprich stoffwechselfördernde Mittel, Arthrose-Rheuma-Mittel auf natürlicher Basis, eventuell aktive Einlagen, spezielle Sohlen, die die Ferse kippen, oder Ähnliches.

Wie gesagt: kein Spaziergang, aber ein Weg, den es sich zu gehen lohnt. Nicht nur für Ihre Füße, sondern vor allem für Sie.

Verlieren Sie nicht den Mut: Eine Hallux-Problematik muss kein Schicksal sein. Vielmehr ist es, wie viele andere Probleme, die in unserem Körper auftreten, immer auch eine Chance, sich selbst neu kennenzulernen. Seine Füße kennenzulernen. Sie nicht mehr nur als Feind oder schmutziges Etwas am unteren Ende der Beine wahrzunehmen, sondern als Freunde, die uns ein Leben lang tragen. Die mit uns tanzen, laufen, auf Berge steigen, über Wiesen rennen, durch Sand gehen und mit einer bewundernswerten, fast schon stoischen Haltung die vielen großen und kleinen Sünden wegstecken. Seien Sie gut zu Ihren Füßen, Seien Sie gut zu sich. Sie haben es verdient.

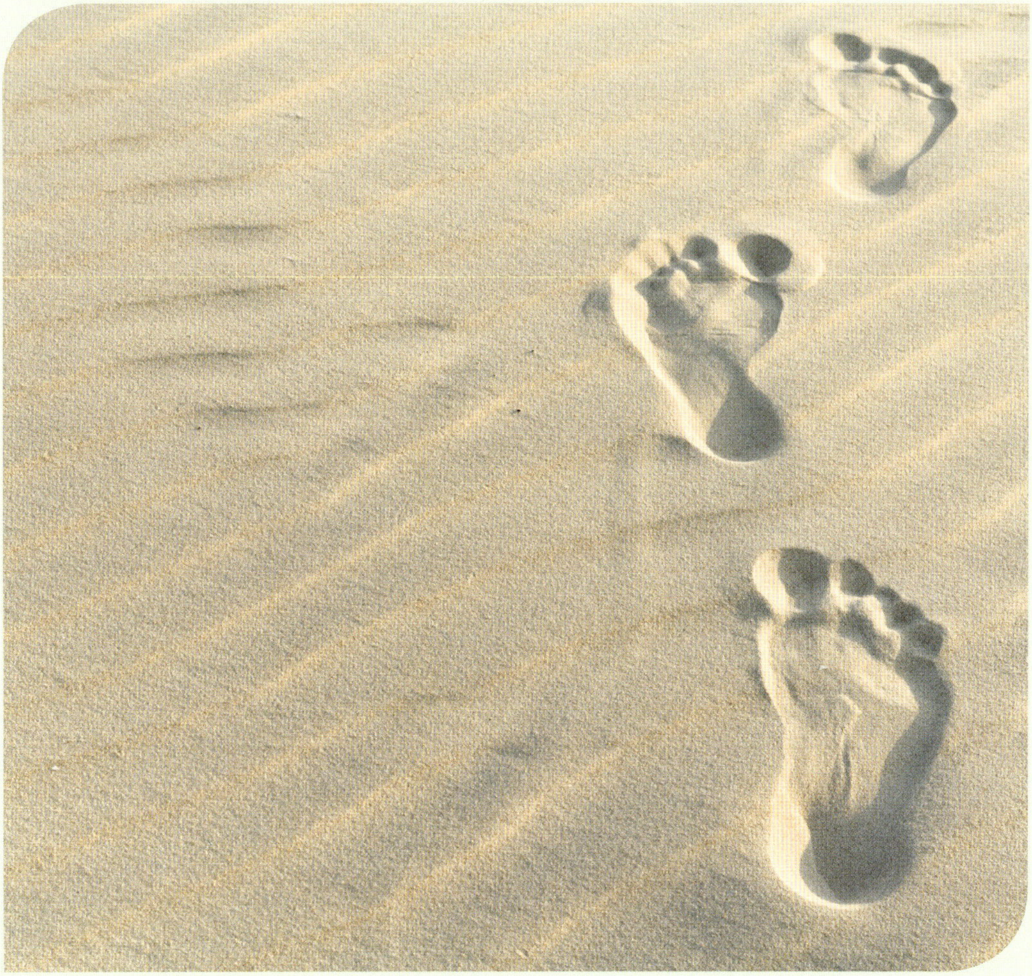

Kapitel 2

Die Großzehe

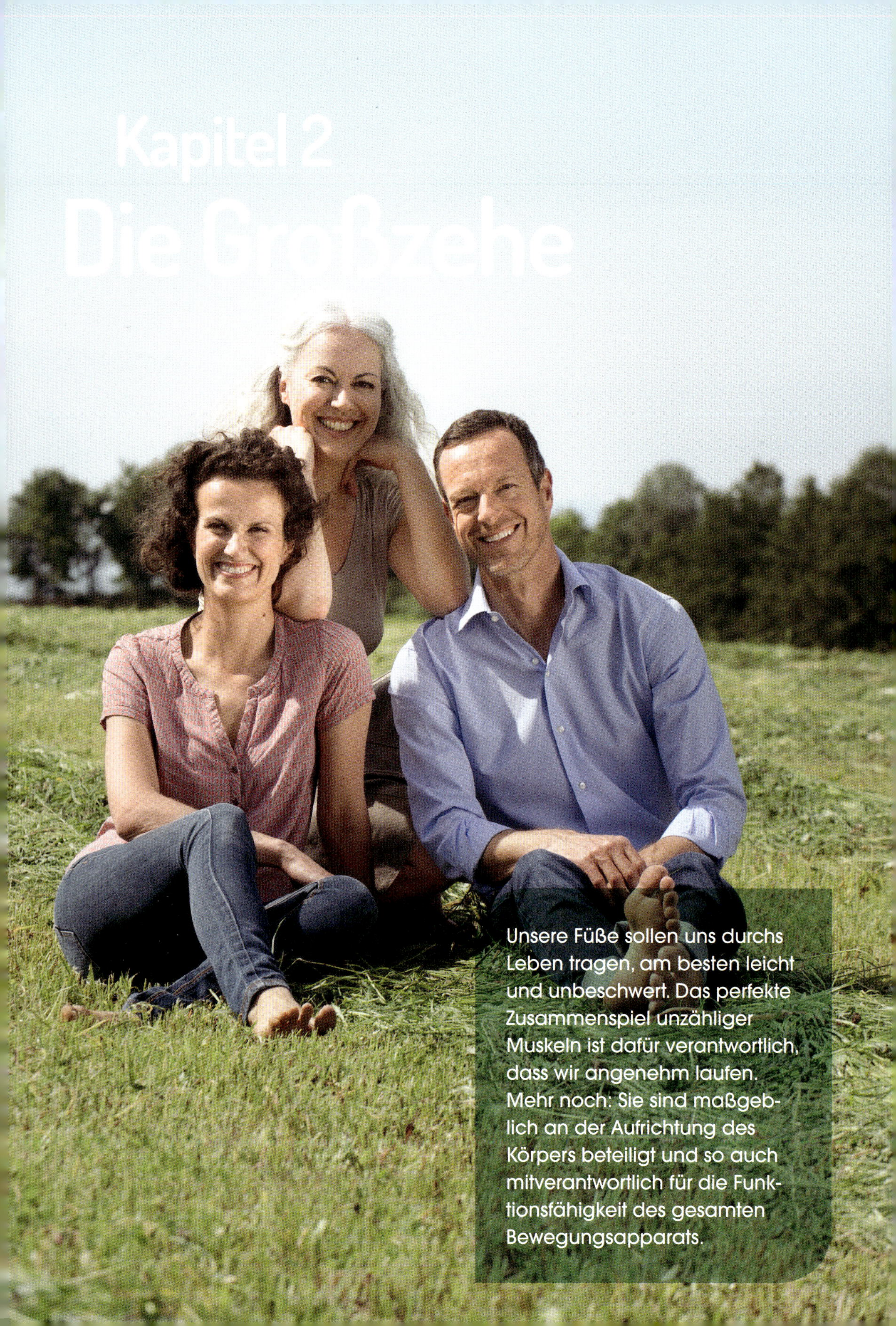

Unsere Füße sollen uns durchs Leben tragen, am besten leicht und unbeschwert. Das perfekte Zusammenspiel unzähliger Muskeln ist dafür verantwortlich, dass wir angenehm laufen. Mehr noch: Sie sind maßgeblich an der Aufrichtung des Körpers beteiligt und so auch mitverantwortlich für die Funktionsfähigkeit des gesamten Bewegungsapparats.

Die Anatomie des Fußes

Ein kleiner Versuch vorab

Stellen Sie sich vor, sie müssten plötzlich statt wie üblich auf den Füßen auf den Händen gehen, wären gezwungen, sich permanent im Handstand fortzubewegen. Abgesehen davon, dass Sie wahrscheinlich Kopfschmerzen bekommen würden, weil sich das Blut im Kopf staut: Was meinen Sie, wie sich die Daumen als Großzehen so anstellen würden? Wie würden sie sich anfühlen und welche Probleme könnten entstehen, wenn sie immer so weit abgespreizt wären?

Darf ich Sie zu einem Versuch einladen? Nehmen Sie sich eine weiche Matte, gehen Sie auf die Knie und platzieren Sie Ihre Hände vor sich auf dem Boden, als würden Sie in den Liegestütz gehen – allerdings bleiben Sie auf den Knien, statt diese in die Luft zu heben. „Laufen" Sie in dieser Haltung ein paar „Schritte" nach vorne und beobachten Sie dabei Ihre Hände: Für einen möglichst guten Halt werden Sie vermutlich nicht nur die Finger ziemlich auseinanderspreizen, sondern auch den Daumen weit von der Handfläche wegdrehen, um sich seitlich gut zu stabilisieren. Und bei alldem werden Sie Ihr Körpergewicht vermutlich überwiegend auf die Handballen verlagern.

Und jetzt stellen Sie sich dazu noch vor, der Boden unter Ihren Händen wäre nicht eben, sondern Sie müssten sich über Waldboden und Wiesen, über Stöcke und Steine fortbewegen …

Ein Blick in die Evolution

Damit der Mensch werden, sich von den Bäumen herabbewegen und dadurch von den Affen unterscheiden konnte, war der aufrechte Gang notwendig. Dieser entwickelte sich bereits viele Millionen Jahre bevor es den „echten", sogenannten

Jetztmenschen gab. Es scheint heute auch geklärt zu sein, dass die Aufrichtung des Menschen nicht, wie man lange Zeit angenommen hatte, in der Savanne stattfand, sondern im Wald ihren Anfang nahm. Der Anatom und Bewegungsexperte Owen Lovejoy beschäftigte sich intensiv mit dieser Entwicklung und erarbeitete Anfang der 1980er-Jahre eine Theorie, die erstmals 1981 in der Zeitschrift *Science* veröffentlicht wurde. Lovejoys Ansicht nach ist das Fortbewegungssystem eines Tieres Teil einer komplexen Anpassung an bestimmte ökologische Gegebenheiten. Diese Umwelteinflüsse beeinflussen nicht nur die Lebensweise, sondern auch das Fortpflanzungsverhalten. Lovejoys Theorie nach waren die Menschenaffen durch ihre hoch spezialisierte Art der Fortpflanzung kurz vor dem Aussterben. Weil die Weibchen ihr Baby über viele Jahre mit sich trugen, waren sie nicht in der Lage, regelmäßig Nachwuchs zu bekommen, und die Populationen schrumpften. Der aufrechte Gang mit seinen vielfältigen Veränderungen für den Körperbau, die Lebensweise und das Sozialverhalten veränderte diese Situation …

Auch Schimpansen können auf zwei Beinen aufrecht gekrümmt gehen – allerdings nur für kurze Zeit und es wirkt auch relativ unbeholfen. Ihr Gang ist schwankend, der Oberkörper ist nach vorne gebeugt und die Beine sind zu einer O-Bein-Haltung gespreizt. Diese Art des Gehens verbraucht sehr viel Energie, denn die Muskeln müssen wirklich hart gegen die Schwerkraft arbeiten. Würde der Schimpanse sich ganz aufrichten, hätte er es leichter. Allerdings wird diese Aufrichtung durch sein langes Becken und die entsprechend aufgebauten anatomischen Knochenketten blockiert.

Im Vergleich zum Menschenaffen hat der Mensch ein deutlich kürzeres, dafür aber breiteres Becken. Aufgrund seiner Hüftgelenke zeigen die Oberschenkelknochen außerdem gerade nach unten. Dazu ist sein Becken am oberen Rand verstärkt, hier setzen die starken Muskeln des Gesäßes und der Beine an. Vergleicht man die Oberschenkelhälse von Menschen und Menschenaffen, zeigt sich bei uns ebenfalls eine deutliche Verstärkung, was wiederum darauf hinweist, dass beim aufrechten Gang größere Kräfte auf den Knochen einwirken. Aus diesem Grund muss er stabiler sein.

Im weiteren Verlauf der Beinachse ist zu sehen, dass wir die Knie durchstrecken können, was deutlich weniger Energie verbraucht als die für den Schimpansen typische Krümmung. An unserem Unterschenkelknochen zeigt sich ebenfalls eine deutliche Verstärkung. Genauso sind unsere Fußknochen stärker ausgeprägt. Zwischen der Ferse und den Zehen bilden sich zudem deutliche Wölbungen heraus, die zur Stoßdämpfung des aufrechten Ganges dienen und federnd wirken: die Fußgewölbe. Sie sind beim Menschenaffen nicht vorhanden.

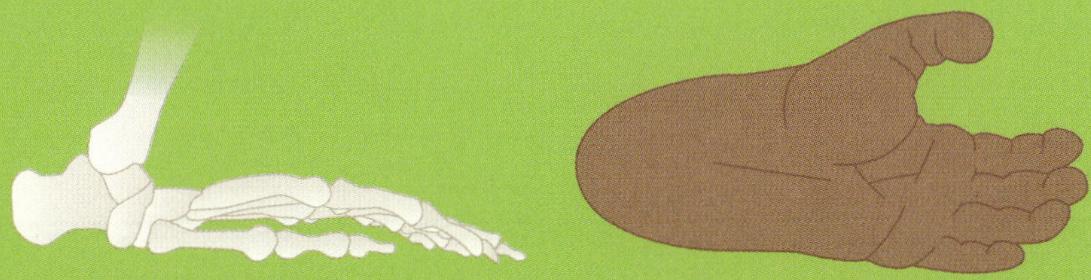

Affe: Das Fußgewölbe ist nicht vorhanden. Die Großzehe stützt den flachen Fuß und dient außerdem als Greiforgan.

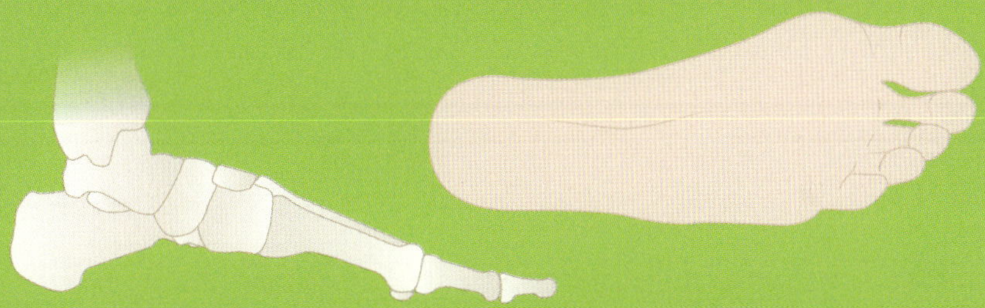

Mensch: Das Fußskelett ist gewölbt und stützt sich auf Ferse und Zehengrundgelenke. Die Großzehe bildet mit den anderen Zehenstrahlen den Zehenbogen.

Insbesondere die Füße des Menschen haben sich an den aufrechten Gang angepasst. Das, was ursprünglich mal ein Daumen war, wurde zur Großzehe umfunktioniert. Gerade, kräftig, eingereiht nach vorne ausgerichtet, um den Vorfuß zu stabilisieren und den Körper beim Gehen in die Gehrichtung zu drücken. Sie können sich, wenn Sie es ausprobiert haben, sicher vorstellen, wie es gewesen wäre, hätte der „Fuß-Daumen“ seine ursprüngliche Beweglichkeit und Position beibehalten. Mit Sicherheit wären Verletzungen an der Tagesordnung gewesen.

„Schwachstelle" Großzehe

Unsere Großzehen inklusive des Grundgelenks sind die kräftigsten, stärksten, dominantesten und beweglichsten Zehen am Fuß. Warum? Als ehemalige Daumen bildeten sie, anders als die anderen Zehen, den gegenüberliegenden Part für die Greiffunktion. Einer gegen vier, könnte man sagen. Deshalb sind die Grundgelenke viel stärker ausgeprägt und deutlich beweglicher. Allerdings sind sie auch beeinflussbarer durch von außen wirkende Kräfte wie zum Beispiel Druckkräfte. Schauen Sie sich doch mal Ihre Finger genau an. Spüren Sie, wie kräftig sich das Grundgelenk des Daumens anfühlt, und sehen Sie, wie beweglich es dennoch gegenüber den anderen Fingergelenken ist? Das ist die eine Seite. Auf der anderen Seite werden Sie entdecken, dass Ihre Hände für die Greiffunktion bei ausgestreckten Fingern eher flach sind, also keine Gewölbe haben.

Bei den Füßen muss sich die Anatomie anders gestalten, schließlich haben sie weniger eine greifende als eine haltende, stabilisierende Funktion für das gesamte Körpergewicht. Für die Gewölbebildung und Fußspannung sind hier starke Muskeln vonnöten, um die im Stand und bei der Bewegung einwirkenden gewaltigen Kräfte abzufedern und dadurch die Gelenke zu entlasten. Und genau hier gibt es bei vielen Menschen nach wie vor eine Schwachstelle: Die Füße sind durch das Tragen von Einlagen und Schuhwerk zu schwach und das Bindegewebe ist, besonders bei Frauen, zu nachgiebig. Stabile kräftige Fußgewölbe sind selten. Die Folge: Längs- und Quergewölbe der Füße sind schwach und abgeflacht (Senkung), wodurch die Ferse nach innen kippt (Knickung).

Die Großzehen bilden denjenigen Teil des Vorderfußes, auf den bei der Geh- und Laufbewegung die größten Kräfte einwirken. Als ehemaliges Greiforgan (Daumen) sind die Großzehen diesen übermächtigen Bedingungen allerdings oft nicht gewachsen. Außerdem stehen sie die meiste Zeit des Tages unter Druck (auch wenn wir sitzen). Was das für Folgen haben kann, sehen Sie, wenn Sie einen Blick auf Ihre Füße werfen.

Es scheint mir, als sei die Einreihung der Großzehe in die Kette der anderen Zehen bei den Menschen evolutionär bedingt unterschiedlich weit fortgeschritten – ähnlich wie zum Beispiel die mal mehr, mal weniger vorhandene Körperbehaarung oder auch die Eckzähne, die ehemaligen Fangzähne, die bei manchen Menschen bereits recht abgeflacht sind, bei anderen noch sehr spitz.

Vielleicht erkennen Sie jetzt schon die Herausforderung, mit der wir modernen, aufrecht gehenden Wesen konfrontiert sind. Es geht darum, den Fuß, dieses wahre Wunderwerk der Evolution, gesund zu erhalten. Nicht, indem wir ihn immer mehr entlasten, sondern indem wir ihn in seiner natürlichen Funktion benutzen. Dafür ist er über Jahrmillionen entwickelt. Durch Stützen, Dämpfung, Schuhe etc. nehmen wir ihm alles, was er braucht, um gesund zu bleiben.

Nun könnte man die These aufstellen, dass sich der Körper irgendwann schon an die Umstände anpassen wird, die wir ihm vorgeben. Ich bin mir auch ziemlich sicher, dass das geschehen wird, wenn sich die Bedingungen für unsere Füße nicht verändern. Allerdings werden bis dahin wieder ein paar Tausend Jahre oder mehr vergehen. Wem hilft das heute?

Schauen wir uns lieber noch ein wenig detaillierter unsere Füße an, um die Großzehe und ihr Gelenk besser zu verstehen, ihre Besonderheiten und ihre Wirkung auf die Stabilisierung der Füße und des Ganges, aber auch auf den Körper oberhalb des Sprunggelenks sowie unser gesamtes Wohlbefinden.

Aufbau und Funktion der Füße

Der Fuß gehört zu den sogenannten freien unteren Extremitäten des Körpers, auf denen durch die evolutionäre Aufrichtung des Menschen zum Zweibeiner das gesamte Gewicht des Körpers ruht. Denken Sie kurz an den Druck, der sich bei dem kleinen Versuch vorhin über Ihren Händen aufgebaut hat: Ihre Füße tragen ein Vielfaches dieser Last. Es war also unumgänglich, dass sie sich dieser Veränderung anpassen mussten – nicht nur durch die bereits genannte Stabilisierung und Ausrichtung der Großzehe, sondern auch durch die pronatorische Verdrehung des Vorfußes gegenüber dem Rückfuß (also eine Drehung nach innen, zur Körpermitte). Allgemeingebräuchlich wird diese Haltung auch als Verschraubung, Verdrehung oder Spirale bezeichnet.

Unsere Füße besitzen eine breite Auflagefläche und eine Wölbung im Mittelfußbereich, die unterschiedlich stark ausgeprägt sein kann. Sie hat eine federnde Funktion, wird durch Muskeln und Sehnen gestützt und ermöglicht dem Fuß einschließlich der Zehen eine gute Anpassung an unebene Flächen.

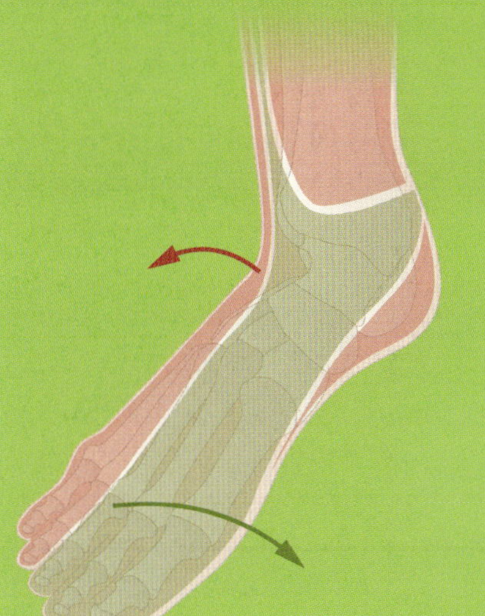

Die natürliche Spannung und Aufrichtung des Fußes geschieht durch die gleichzeitige, gegenläufige Verdrehung des Fußes nach außen (rot) und nach innen (grün).

Die Zehen: Auch wenn sich unser Fuß, der ja früher auch Greiforgan war, verändert hat, weist er – betrachtet man ihn auf einem Röntgenbild – grundsätzlich den gleichen fünfstrahligen Bauplan auf wie die Hand. In Ruhestellung und ohne Belastung sind die Zehen wie auch die Finger leicht gekrümmt. Wenn Sie das nächste Mal auf der Couch liegen und Ihre Zehen betrachten, werden Sie diese Krümmung bemerken. Manch einer bekommt dann vielleicht einen Schreck und denkt womöglich gar an Krallenzehen. Aber da kann ich Sie beruhigen. Dem ist nicht so. Wie gesagt: Für unsere Füße ist das die Ruhestellung. Die Kleinzehe ist dabei leicht nach innen verdreht, anders als die Großzehe. Sie hat nämlich noch einen Extramuskel, den sogenannten Opponens oder Kleinzehengegensteller.

Die Zehen können gespreizt und theoretisch auch auf demselben Weg wieder geschlossen werden. Das heißt, man kann sie, wenn sie entsprechend trainiert sind, ebenso wie die Finger auf einer Ebene hin und her bewegen.

Was wir selbst bei einer richtig gut entwickelten Fußmuskulatur, über die zum Beispiel Menschen verfügen, die aufgrund einer Behinderung ihre Füße als Greiforgane nutzen, nicht mehr können: die Großzehe dem zweiten Zeh gegenüberstellen. Das, was man beim Daumen und dem zweiten Finger als Pinzettengriff bezeichnet, ist beim Fuß anatomisch nicht mehr möglich.

Wenn Sie versuchen, die Zehen auf einer Ebene zu bewegen, werden Sie feststellen, dass Sie sowohl die Groß- als auch die Kleinzehe einzeln bewegen können. Denn es gibt jeweils einen separaten Nerv, der die entsprechende Muskulatur ansteuert. Keine Sorge: Falls es Ihnen nicht gleich auf Anhieb gelingt, bedeutet das nicht, dass Sie diese Nervenbahnen nicht besitzen oder Ihre Füße nicht in Ordnung sind. Sie sind nur einfach nicht ausreichend trainiert. Die mittleren drei Zehen können sich übrigens nur zusammen bewegen, weil bei ihnen nur ein einziger Nerv für die Steuerung der Muskulatur zuständig ist.

Das Fußgewölbe: Man unterscheidet den Fuß anatomisch in zwei Bereiche: den äußeren, der das Skelett der vierten und fünften Zehe und weiter hinten das Fersenbein umfasst, und den innen liegenden mit den Zehen eins bis drei in der Verlängerung des inneren Mittelfußbereiches und dem Sprunggelenk.

Während der gesamte Vorfuß mit allen Zehengrundgelenken den Boden berührt, setzt im Fersenbereich nur der äußere Teil auf, sodass hier eine sogenannte Torsion, eine Verwringung oder Verdrehung, stattfindet. Sie können diesen Effekt ganz leicht nachstellen, indem Sie ein Handtuch zu einer Rolle zusammendrehen und dann mit Ihrer linken Hand den vorderen Teil nach innen und gleichzeitig mit der rechten Hand den hinteren Teil nach außen verwringen. Was entsteht, ist eine Art Bogen, den Sie zwar auseinanderziehen können, der sich aber, wenn Sie Kraft wegnehmen, automatisch wieder zusammenzieht. Genauso arbeitet auch das Fußgewölbe, das eine gesunde Spannung erhält und uns damit von den Füßen her aufrichtet. Das Längsgewölbe schützt darüber hinaus die in der Tiefe liegenden Muskeln, Gefäße und Nerven vor dem Druck, der beim Gehen, Laufen und Springen entsteht.

Ist das Längsgewölbe kaum noch vorhanden und dreht die Ferse wie der Vorfuß nach innen, bleibt diese Spannung aus. Auch das können Sie wieder ausprobieren, indem Sie noch einmal das Handtuch verwringen und dann die rechte Hand wieder zurück nach innen drehen. Sofort flacht sich der Bogen ab. Dadurch verstärkt sich natürlich automatisch der Druck auf die Innenseite des Fußes, was wiederum bedeutet, dass die Muskeln, Gefäße und Nervenbahnen an dieser Stelle einer höheren Belastung ausgesetzt sind. In diesem Fall spricht man von einem Knickfuß. Meist tritt dieser in Kombination mit einer Senkung des Gewölbes auf, sodass es zu einem Knick-Senk-Fuß kommt.

An dieser Stelle möchte ich kurz anmerken, dass bei einer natürlichen Beanspruchung des Fußes, also zum Beispiel wenn wir barfuß gehen, alle im Fuß befindlichen Muskeln Einfluss auf das Fußgewölbe nehmen und somit an der Aufrichtung des Körpers beteiligt sind. Tragen wir Schuhe, ist das nicht der Fall. Der Schuh fängt den Druck zwar nicht ab, er verhindert aber, dass die Muskeln sich entsprechend ihrer Funktion bewegen. Was folgt, ist eine Degeneration, also eine Schwächung und Rückbildung der Muskulatur – verursacht durch Überbelastung und Unterversorgung.

Wird der Fuß beim Barfußgehen auf festem Untergrund aufgesetzt, kontrahiert die Muskulatur des Fußes und des Unterschenkels und die Gewölbe spannen sich an. Im Schuh würde das normalerweise auch passieren, nur verhindert hier entweder die Dämpfung des Schuhsohlenaufbaus diese Kontraktion oder die Enge des Schuhs diese natürliche Aufspannung des Fußes. Barfuß werden zusätzlich die Zehen in diesem Moment durch die Kontraktion nach unten, also Richtung Boden gezogen und pressen sich an diesen an. Der Fuß bekommt dadurch noch mehr Halt und Stabilität.

Wenn wir gehen, setzt der Fuß, so wie es durch das Tragen von Schuhen begünstigt wird, zuerst mit der Ferse auf – genau genommen zunächst mehr mit dem äußeren Rand der Ferse. Durch die Vorwärtsbewegung verlagert sich das Gewicht des Körpers dann entlang der Außenseite des Fußes bis kurz vor die Kleinzehe. Daran anschließend wird der Fuß nach innen über die gesamte Zehenreihe bis zum Großzeh über den Boden geführt. Diese Fußbewegung wird auch als Torsion des Fußes bezeichnet. Wenn Sie sich die Absätze Ihrer Schuhe anschauen, können Sie diesen Bewegungsablauf verfolgen: Die Absätze sind meist am äußeren Rand abgetreten. Bei ganz neuen Schuhen lässt sich der Geh-Ablauf manchmal sogar anhand der Färbung an der Sohle erkennen.

Eine einwandfreie Abrollbewegung über die Großzehe und den zweiten Zeh ist allerdings nur dann möglich, wenn die Bewegung der Großzehe einen Winkel von mehr als 80 Grad zulässt. Sind es weniger, sperrt das Großzehengelenk die gerade nach vorne ausgerichtete Abrollbewegung des Fußes. Damit dennoch eine Vorwärtsbewegung möglich ist, kompensiert der Körper dies durch eine Außenrotation, also eine Außendrehung des Beines. Was dann bedingt durch die V-Stellung der Füße entsteht, ist der sogenannte Entengang.

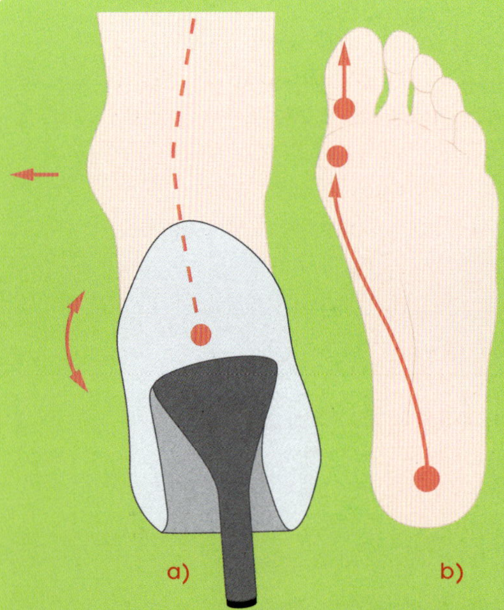

a) Knickfuß im Stand: Das Körpergewicht kippt direkt auf die Innenseite des Fußes – und somit direkt auf den Hallux.

b) Pronation in Bewegung: Die Fußbelastung erhöht sich in Bewegung um ein Vielfaches – direkt auf das Großzehengelenk und die Innenseite der Großzehe.

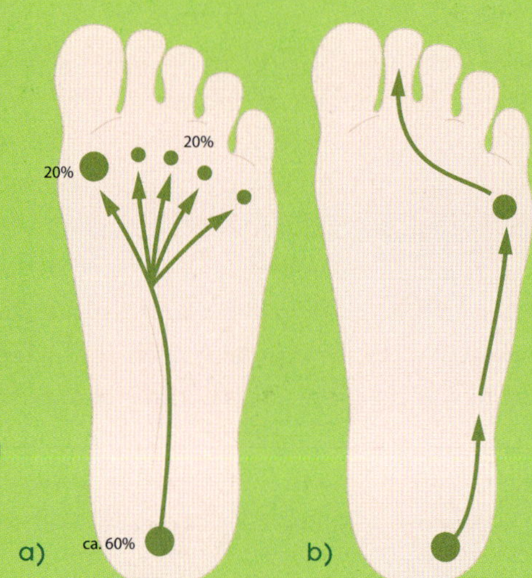

a) Natürliche Fußstellung im Stand: Gleichmäßige Verteilung des Körpergewichts. Harmonische Beanspruchung aller Fußbereiche.

b) Natürliche Fußbewegung: Die Bewegung vollzieht sich über den Außenbereich des Fußes und verläuft dann weiter innen über die zweite Zehe. Alle Zehen sind gleichmäßig belastet.

Die Großzehe

Die Großzehe ist, wenn man es genau nimmt, nicht einfach nur ein Körperteil, sondern ein Partner. Sie ist mit dafür verantwortlich, dass der Fuß auf hartem ebenen Untergrund aufrecht stehen und vital gehen kann. Ihr Wohlsein hat Auswirkungen auf alle Fußreflexzonen, Nerven, Muskeln, Sehnen, ja sogar auf verschiedene Stoffwechselprozesse im Körper.

Ein Blick zu den Ur- oder heute noch lebenden Naturvölkern zeigt, dass platte Füße, also ein schwaches Fußgewölbe, nicht unbedingt ein Problem sein müssen, solange sich die Füße hauptsächlich auf natürlichen unebenen, teils weichen Böden bewegen. In diesem Fall sind sie nicht einmal Grundlage für einen vitalen Fuß. Viel wichtiger ist eine aktive, also bewegliche gerade Großzehe, und diese wird bedingt durch eine gut ausgebildete Muskulatur sowohl im Fuß als auch im Bein. Auf den harten ebenen Böden, auf denen wir uns heutzutage fast ausschließlich bewegen, ist dies ein absolutes Muss.

Schauen wir mal, was die Großzehe alles kann und macht. Sie ist …

- die einzige Zehe, die sowohl für das Längs- als auch das Quergewölbe den Anfangs-/Endpunkt bildet.
- die stärkste von allen Zehen.
- Richtungsgeber, der anzeigt, wie weit die Füße sich rausdrehen.
- Indikator dafür, wie wir sie und unsere Füße behandeln.
- Indikator für die biomechanischen Abläufe unseres Körpers.
- Hinweisgeber, wie wir uns psychisch fühlen.
- Indikator dafür, wie wir sie benutzen.

Trotzdem schenken die wenigsten Menschen der Großzehe die Beachtung, die sie verdient hätte. Solange sie brav ihren Dienst tut, führt sie gemeinsam mit unseren Füßen eher ein Schattendasein. Funktionieren soll sie. Wenn es Probleme gibt, helfen wir ihr daher mit Zehenspreizern, Hallux-Schienen, orthopädischen Einlagen, Fußmassage, Fußreflexzonenmassage oder Pediküre auf die Sprünge: Statt uns zu fragen, warum die lästige Hornhaut permanent an der Großzehe auftritt, befreien wir diese einfach davon. Dass die Hornhaut nach ein paar Wochen wieder an genau derselben Stelle erscheint, nehmen wir zwar zur Kenntnis, ziehen allerdings selten die richtigen Schlüsse daraus. Und wenn alle Versuche scheitern und die Schmerzen zu groß werden, muss eben das Skalpell her.

Die wunderbare Großzehe wird verachtet, missachtet, weggesperrt, bedrängt, eingeschnürt und soll trotzdem die Füße und damit den ganzen Körper stabilisieren. Sie erlauben mir, dass ich an dieser Stelle den Kopf schüttele (und Sie vermutlich dasselbe tun). Denn um zu verstehen, dass das aus ganzheitlicher Sicht auf Dauer nicht gut gehen kann, muss man kein medizinisches Grundstudium absolviert haben. Ein Hallux sowie seine Beschwerden und Auffälligkeiten entstehen nicht über Nacht. Sie sind keine Momentaufnahme und nichts, was einem ganz plötzlich widerfährt. Im Gegenteil. Bereits lange Zeit im Voraus, Monate oder sogar Jahre, hat Ihr Körper sich bemüht, negative Einflussgrößen auszugleichen oder durch bestimmte „Zeichen", wie zum Beispiel Hornhaut auf ein Ungleichgewicht aufmerksam zu machen. Leider missachten die meisten Menschen diese Zeichen. Die schleichenden Veränderungen liegen meist außerhalb ihrer Wichtigkeitsskala. Jedenfalls solange sie nicht stören.

Was aber macht die Großzehe so besonders? Anatomisch betrachtet bildet sie mit ihrem Grundgelenk den Endpunkt des Längsgewölbes und gleichzeitig den Anfang des Quergewölbes. Das Großzehengrundgelenk ist somit das einzige Gelenk am Fuß, das gleichzeitig für beide Fußgewölbe von Bedeutung ist. Demzufolge wirkt sich jede Aktion oder Aktivität der Großzehe und des Gelenks mittel- und unmittelbar auf den gesamten Fuß aus – und somit auch auf das Bein, das Becken, die Hüfte, die Wirbelsäule, die Halswirbelsäule und den Kopf.

Werden Sie zum Beobachter

TIPP

Setzen Sie sich bei schönem Wetter vor ein Café und schauen Sie den Menschen beim Gehen zu. Beobachten Sie, wie Frauen gehen, die spitze Schuhe mit hohen Absätzen tragen. Sie drehen die Füße nach außen? Der Grund: In den spitzen Schuhen wird die Großzehe durch den eingeschränkten Bewegungswinkel nach außen gedrückt – selbst dann, wenn sie beim Barfußgehen völlig unauffällig und gerade ist. Die Zehen haben gar keine andere Wahl, als sich den Gegebenheiten anzupassen, in die sie gezwängt werden. Die Abrollbewegung kann in hohen Schuhen nur bis zum Ballen erfolgen. Der Druck wird nicht mehr über den gesamten Vorfuß und die Zehen verteilt, sondern lastet ausschließlich auf dem Großzehengrundgelenk.

Ich möchte Frauen keinesfalls davon abhalten, hohe Schuhe zu tragen. Ich möchte nur, dass sie ein Bewusstsein dafür entwickeln, was mit ihren Füßen geschieht, und wie wichtig es ist, für Ausgleich zu sorgen.

Das Fußgewölbe

Schauen wir uns die Gewölbe und das, was passiert, wenn bestimmte Parameter einwirken, mal ein bisschen genauer an.

Das Längsgewölbe unseres Fußes wird durch die Ferse und die gerade Großzehe mit seiner aktiven Funktion aufrecht und gespannt gehalten. Bei einer schiefen Großzehe, also einem Hallux valgus, kann es seine Funktion nicht mehr erfüllen. Automatisch springt das Grundgelenk ein, um das Gewölbe zu stabilisieren. Weil es dazu aber nicht ausgelegt ist – normalerweise verrichtet ja der Großzeh diese Arbeit –, ist das Gelenk entsprechend der Belastung schnell überfordert. Genial, wie unser Körper nun einmal ist, steuert er auch dieser Überlastung entgegen. Er macht das, was er immer macht, wenn an irgendeiner Stelle zu viel Druck oder eine zu hohe Belastung auf ihn einwirkt: Er verdickt die Stelle. Im Falle des Großzehengrundgelenks „festigt" er das Gelenk, indem er die Knochenmasse verdickt. Dies geschieht durch die sogenannte appositionelle Ossifikation, zu Deutsch das Dickenwachstum des Knochens. Dazu wird von außen Gewebe angelagert, das anschließend verknorpelt und später verknöchert. Auf diese Weise wird das Gelenk aber nicht nur dicker, sondern auch steifer und unbeweglicher. Was unser Körper mit bester Absicht in die Wege leitet, wird daher irgendwann zu einem echten Problem – wenn der betroffene Mensch seine Verhaltensweisen nicht verändert. Aber dazu später.

Das Quergewölbe wird durch die Vorfußmuskulatur stabilisiert. Durch die Anspannung und Aufwölbung bekommt der Fuß seitlichen Halt. Steckt der Fuß permanent in Schuhen, übernehmen diese die seitliche Stabilisierung. Die Vorfußmuskulatur ist damit quasi arbeitslos, muss sich nicht mehr anspannen und quittiert irgendwann den Dienst. Gibt man dem Vorfuß dagegen genügend Weite, zum Beispiel beim Barfußgehen, sind die Muskeln gefordert. Das Gewölbe muss sich selbst halten, indem es die Muskulatur beim Aufsetzen des Fußes kurzfristig anspannt und beim Abheben wieder lockert. So entstehen bei jedem Schritt Kraftreize, die zur Vitalisierung des Vorfußes und so zur Stabilisierung beitragen.

Sie merken es schon: Jede Aktion ruft eine Reaktion hervor, eine Antwort auf das, was passiert. Laufen Sie zum Beispiel auf festem Untergrund, etwa auf Holzboden, spannen sich die Fußgewölbe an, um der Härte etwas entgegenzusetzen. Setzt der Fuß stattdessen auf einem weichen Untergrund auf, bleibt er relativ locker und weich. Aber Vorsicht: Das bedeutet nicht, dass weich zwangsläufig besser ist. Wie so oft im Leben kommt es auf die richtige Mischung an.

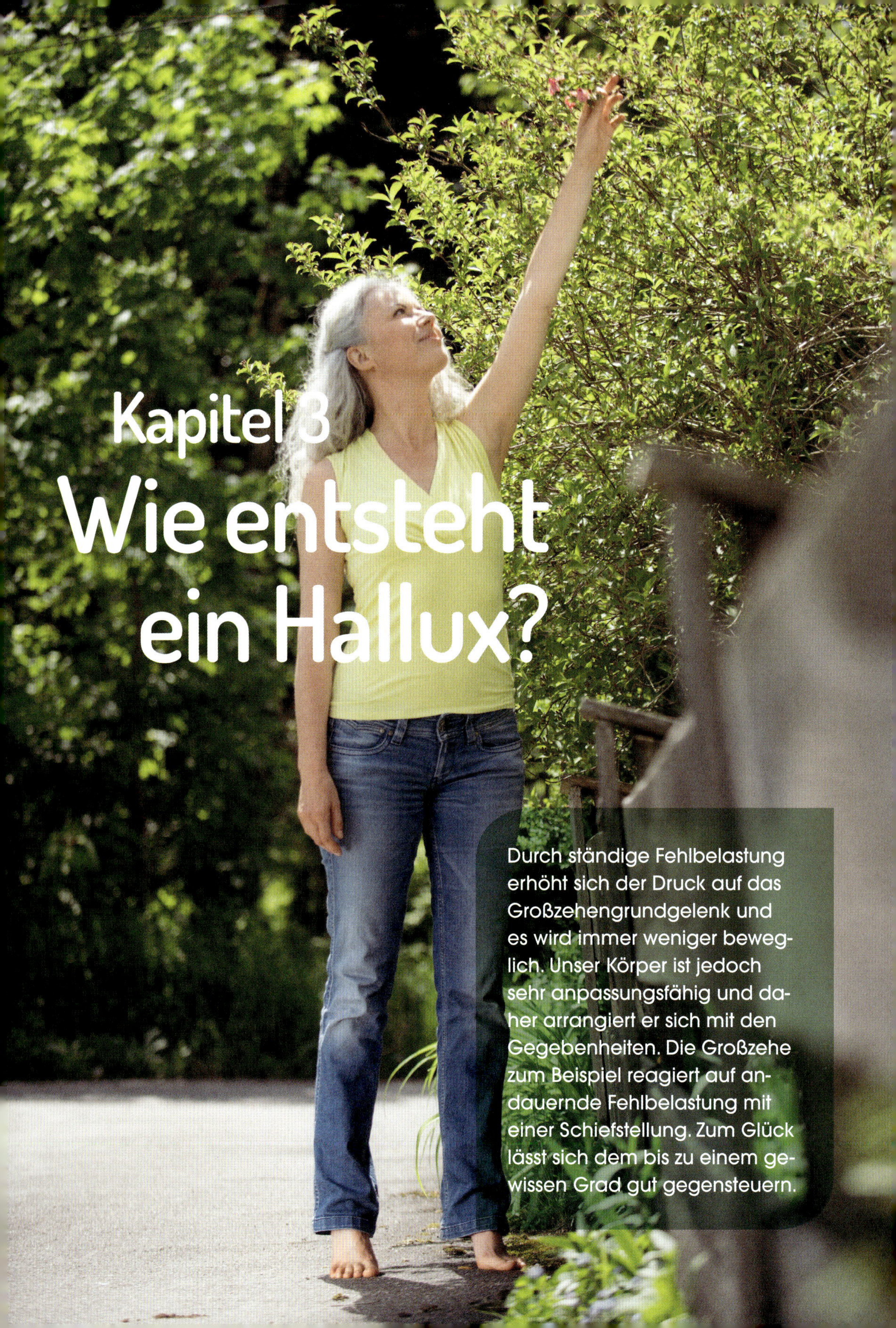

Kapitel 3

Wie entsteht ein Hallux?

Durch ständige Fehlbelastung erhöht sich der Druck auf das Großzehengrundgelenk und es wird immer weniger beweglich. Unser Körper ist jedoch sehr anpassungsfähig und daher arrangiert er sich mit den Gegebenheiten. Die Großzehe zum Beispiel reagiert auf andauernde Fehlbelastung mit einer Schiefstellung. Zum Glück lässt sich dem bis zu einem gewissen Grad gut gegensteuern.

Ein Symptom, viele Ursachen

Was Druck bewirkt

Um die Entstehung des Hallux und seine unterschiedlichen Ausprägungen besser zu verstehen, müssen Sie keinen Anatomiekurs absolvieren. Aber ein bisschen Grundlagenwissen ist durchaus hilfreich. Denn wenn Sie wissen, wie bestimmte Reaktionen zustande kommen, werden Sie automatisch achtsamer mit sich sein. Gleichzeitig ist ein gewisses Verständnis die Basis für Ihre Motivation. Es hilft Ihnen, sich mit Ihrer Großzehe anzufreunden und nicht einfach nur nach schnellen Lösungen zu suchen, wie Sie es bisher vielleicht getan haben. Viel wichtiger ist es, aktiv daran zu arbeiten, Ihre Situation zu verbessern.

Ein Blick in die Biomechanik verrät schon viel über die anatomische Wichtigkeit der Großzehe: Geht der Mensch aufrecht auf zwei Beinen, werden die Kräfte, die auf seine Füße wirken, vom stabilen Sprung- und Fersenbein, das nicht nachgibt, über die ganze Sohle verteilt. Dadurch spannt sich bei jedem Schritt der gesamte Fuß an. Die meiste Last tragen dabei die großen Zehen. Gehen wir barfuß, drücken sich zudem die Zehen gegen den Boden, wodurch zusätzlich noch Spannung über die Sehnenhaut in der Fußsohle entsteht.

Wir benötigen diese Spannung, damit die Fußgewölbe ihre tragende Rolle bei der Dämpfung der Kräfte, die durch die Bewegung oder das Laufen entstehen, verrichten können. Tragen Sie also gern Schuhe mit Absätzen, sollten Sie darauf achten, genug Ausgleich zu schaffen – zum Beispiel indem Sie regelmäßig nach maximal drei bis vier Stunden das Schuhwerk wechseln. Vom High Heel zum weichen, gedämpften Turnschuh. Von der dünnen Sohle zur dicken Sohle. Vom spitzen zum weiten Schuh. Vom starren zum flexiblen … Genauso wichtig ist, zum Abschluss noch ein paar Minuten ganz ohne Schuh zu gehen – barfuß, damit die Haut Kontakt zum Boden hat und die Rezeptoren, die entsprechend das

Rückenmark informieren und die Muskeln ansteuern, ihre Arbeit verrichten können und nicht „einschlafen“. Deshalb sollte auch der entsprechende Barfußgang über unebene Böden oder mit einem höheren Reizpotenzial zum Beispiel in einer Wanne mit Kichererbsen oder kleinen Steinchen praktiziert werden.

Zurück zur Anatomie. Im menschlichen Körper gibt es viele Gelenke, die es uns durch ihre besondere Form erst ermöglichen, uns zu bewegen. Anders als bei mechanischen Gelenken haben die Partner bei biologischen Gelenken jeweils unterschiedliche Formen, sind also niemals gleich. In der Bewegung berühren sie sich nur punktuell. Damit ist die Reibung in den Gelenken relativ niedrig. Trotzdem ist sie vorhanden. Da sich das Gelenk nicht immer nur einseitig, sondern eher vielseitig bewegt, führt es sowohl eine rollende als auch eine gleitende Funktion aus. Meist ist es eine Kombination aus beiden. Bei Reibung entsteht an diesen Stellen eine höhere Energie, die sich in Form von Wärme oder Hitze ausdrückt. Je geringer die Reibung, desto weniger Reibungsenergie entsteht. Eine gute Schmierung ist bei jedem Gelenk unumgänglich, da sich das Gelenk sonst zerstören würde – ähnlich wie bei einem Türscharniergelenk, das auch anfängt zu quietschen oder zu knarren, wenn es zu trocken ist.

Je höher der Druck, der in dem Gelenk herrscht, desto höher ist in der Regel die Reibung und umso mehr wird die Gelenkschmiere zwischen den Gelenkpartnern verdrängt. Um die Gelenkflächen zu schützen, sind sie mit Knorpel überzogen. Und nun erinnern Sie sich an das, was ich Ihnen über die Gewölbe erzählt habe: Wenn durch einen erhöhten Druck auf das Großzehengrundgelenk das Schmiermittel verdrängt wird, reiben die Gelenke direkt aufeinander, was auf Dauer zur Zerstörung der Gelenkflächen führt.

Solange ausreichend Knorpel vorhanden ist, muss das nicht unbedingt zum Problem werden. Denn der Knorpel saugt sich mit Gelenkflüssigkeit voll und gibt sie unter Druck wieder ins Gelenk ab. Lässt der Druck nach, wird die Flüssigkeit wie bei einem Schwamm wieder aufgenommen. Ein großartiger Mechanismus, der neben der Druckregulation die Aufgabe übernimmt, den Knorpel mit Nährstoffen zu versorgen. Man nennt diese Flüssigkeit im Gelenk Synovialflüssigkeit („ovia“ bedeutet Eiweiß). Je stärker die Belastung des Knorpels, desto besser die Schmierung und auch die Ernährungssituation des Knorpels.

Probleme entstehen erst dann, wenn dieser Mechanismus nicht mehr reibungslos funktioniert und das Gelenk durch eine dauerhaft einseitige Belastung des Fußes und der Muskulatur ständig unter Druck steht, wie zum Beispiel bei einem Knickfuß. Dann wird der Knorpel zwar permanent gedrückt und ausgepresst, ist aber nicht mehr in der Lage, im Gegenzug auch Flüssigkeit aufzunehmen. In der

Folge kommt es zu einem Verlust der Gelenkflüssigkeit, der Knorpel wird nicht mehr ausreichend mit Nährstoffen versorgt und es ist nur noch eine Frage der Zeit, bis das Gelenk Schaden nimmt.

Lassen Sie mich kurz zusammenfassen: Die Gelenke benötigen Bewegung und auch eine gewisse Druckbelastung. Einseitigkeit oder dauerhaftes Sitzen und Stehen schädigt den Knorpel. Das ist übrigens auch in Hinblick auf die Therapie eines arthrotischen Gelenks sehr interessant. Die Ruhigstellung, die von den meisten Ärzten verordnet wird, ist keinesfalls zielführend. Jedenfalls nicht dann, wenn noch Knorpelmasse vorhanden ist.

Die Folgen für den Körper

Aber zurück zum Hallux. Je stärker der Hallux-Winkel ist, also je weiter die Großzehe von der natürlichen Achse abweicht, desto instabiler wird die Bewegung des Kniegelenks. Mehr noch: Man kann beobachten, dass Menschen, die Hallux-Probleme haben, später auch Probleme mit der Hüfte und danach mit der Wirbelsäule und Halswirbelsäule bekommen. Das liegt unter anderem daran, dass die Fußkontaktfläche durch die spitzfußartige Stellung der Zehen verringert ist und die Großzehe so als Anfangs- und Endpunkt des Quer- und des Längsgewölbes nicht zur Aufrichtung und Spannung des Fußes beitragen kann. Durch die Muskelkette setzt sich diese Instabilität nach oben fort. Das erscheint logisch und leicht nachvollziehbar: Wenn schon das Fundament wackelt, kann das Haus darüber kaum stabiler sein. Im Umkehrschluss bedeutet das aber auch, dass eine Wiederherstellung der Großzehenachse und damit die Aktivierung der Großzehenbewegung zur Stabilisierung des Kniegelenks beiträgt. Weiter noch: Durch die Reaktivierung des Großzehs stabilisiert sich nicht nur das Knie in seiner Bewegung, sondern gleichzeitig die komplette Haltung beim Gehen. Die Beinachse wird aufgerichtet, was dafür sorgt, dass die seitlichen Belastungen, die sonst in der Gehbewegung einseitig auf die Hüfte drücken würden, unterbunden werden.

Eine gute Stellung des Hallux bedeutet also nicht nur eine Stabilisierung des Fußes und eine Verbesserung der Fußspannung, sondern die Aufrichtung des gesamten Körpers. Die sonst notwendige permanente Korrektur der geraden Bewegung (Schwanken) entfällt, was eine geringere Belastung für die Knie- und Hüftgelenke mit sich bringt und weniger Kraft in der Bewegung verbraucht. Der Gang wird nicht zuletzt auch psychologisch als stabil und sicher empfunden. Gerade bei älteren Menschen ist das sehr wichtig. Es bedeutet eine Steigerung der Lebensqualität, weil die Bewegung insgesamt als stressfreier empfunden wird.

Hallux valgus, Hallux limitus und Hallux rigidus

Hat der Hallux einen Abspreizwinkel von mehr als 19 bis 22 Grad, wird er in Fachkreisen als Hallux valgus bezeichnet und man spricht von einer Schiefzehe. Bis zu dieser Winkelgrenze, so meine persönliche Erfahrung, ist die Stellung der Großzehe noch gut reversibel. Mit jedem weiteren Neigungsgrad nimmt die Wahrscheinlichkeit ab, sie durch Fußgymnastik oder Kräftigung wieder ganz gerade zu bekommen. Ganz im Gegenteil. Der Zustand der Zehe kann sich durch solche Maßnahmen sogar noch verschlechtern. Das ist ein Punkt, der in vielen Selbsthilfebüchern, die schnelle Hilfe versprechen, nicht berücksichtigt wird.

Wenn das Großzehengrundgelenk in seiner Beweglichkeit eingeschränkt ist, spricht man von einem Hallux limitus. Ein Hallux rigidus liegt dann vor, wenn das Grundgelenk sich kaum noch bewegen lässt und verdickt ist.

Die in allen drei Fällen vorhandene Bewegungsabweichung und Bewegungseinschränkung lösen eine Ausweichbewegung über den inneren Fußballenbereich aus (also Richtung Körpermitte) – mit entsprechenden Überlastungsschäden am Fuß und in Folge an den Bewegungsketten bis zum Kopf.

Ich habe in meiner Praxis beobachtet, dass ungefähr …

- acht Prozent der Patienten zu mir kommen, weil sie ab und an Unwohlsein in diesem Bereich spüren. Ein Hallux ist an ihren Füßen noch nicht oder nur leicht ausgeprägt zu erkennen.
- acht Prozent präventiv etwas für ihre Großzehe tun wollen. Sie geben an, dass Ihnen das Wohlergehen ihrer Füße am Herzen liegt und dass es ihnen wichtig ist, angstfrei zu leben – also nichts befürchten zu müssen.
- 84 Prozent der Klienten mich aus kurativen Gründen aufsuchen – davon haben circa 70 Prozent Beschwerden, möchten aber eine Operation umgehen, 30 Prozent sind nach einer Hallux-Operation mit schmerzhaften und nicht nachlassenden Beschwerden konfrontiert.

Hauptursachen für einen Hallux

Wie aber kommt es nun dazu, dass die Großzehe ihre Aufgabe nicht mehr erfüllen kann und sich ein Hallux entwickelt? Ein möglicher Grund ist ein „durchgetretener" Vorfuß: Das Quergewölbe hat keine Spannung mehr, die Grundgelenke drücken stark auf den Boden, die Zehen verlieren ihre Tast- und Greiffunktion und sind an der eigentlichen Bewegung des Fußes nicht mehr beteiligt. Die Fortbewegung über die Füße vollzieht sich verkürzt, also nur von der Ferse bis zu dem Mittelfußknochenköpfchen. Weil der Fuß sich bereits dann vom Boden löst, wird die Belastung nicht wie normal über den gesamten Fuß und die Zehen verteilt, sondern erfolgt punktuell am Anfang und am Ende der Bewegung. Daher bilden sich in der Regel auch an der Ferse und an den Grundgelenken Hornhautschwielen. Zusätzlich können Krallenzehen, seltener auch Hammerzehen auftreten.

Eine andere Ursache für die Entstehung eines Halux sind zu kleine Schuhe. In ihnen stößt sich der Fuß nicht mit den Zehen vom Boden ab, sondern mit den Mittelfußköpfchen. Damit findet ebenso wie beim „durchgetretenen" Fuß keine vollständige Abrollbewegung statt, die dem Großzehengrundgelenk helfen würde, flexibel zu bleiben. Ist der Schuh zu klein, stoßen die Zehen in der Gangbewegung entweder gegen die Spitze des Schuhs oder die Zehenrücken reiben am Schuh, weil er zur Spitze hin flacher wird.

Wie steht Ihr Fuß?

TEST

Bei hellen oder Leder-Einlegesohlen lässt sich die Stellung des Fußes und die Aktivität der Zehen sehr gut erkennen. Nehmen Sie dazu die Sohlen aus den Schuhen, nachdem Sie diese eine Weile getragen haben. Bei einem ausreichend langen Schuh zeichnen sich sowohl die Abdrücke der Zehengrundgelenke als auch die der Endgelenke mit derselben Färbung ab.

Sind die Schuhe zu eng, sind die Abdrücke der Zehenendgelenke vorne am Rand und an der Seite der Einlegesohle deutlich weniger stark gefärbt als das Areal der Grundgelenke. Interessanterweise findet man dieses Phänomen auch auf orthopädischen Einlagen. Das spricht meiner Ansicht nach nicht gerade für die positive Wirkung solcher Einlagen gegen einen Hallux valgus, der ja unter anderem erst durch die vermehrte Spreizung des Vorfußes entsteht.

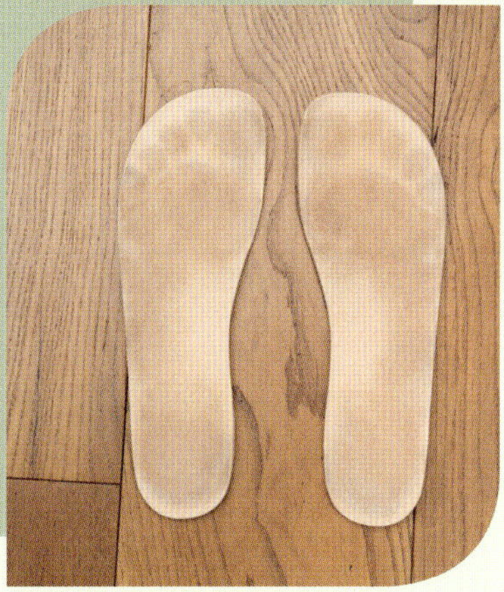

Da unser Körper ein Meister der Anpassung ist, „gewöhnt" sich der Fuß zunächst daran und sucht sich eine Ausweichbewegung. In diesem Fall ziehen sich die Zehen mehr und mehr zurück. Dadurch verkürzt sich der Vorfußbereich und es kommt zu einer Krallen- oder Hammerzehenbildung. Auch hier lastet am Ende zu viel Druck auf den Zehengrundgelenken und die länglichen Zehenstrahlen führen eine Art Beugefunktion aus – oft zu erkennen an Druckstellen auf der Zehenrück- beziehungsweise -oberseite.

Die Argumentation, der Fuß fände in einem zu langen Schuh – meist weil es ungewohnt ist – keinen Halt, ist unbegründet. Denn der Fuß sollte im Mittelfußbereich auf dem Rist Halt haben. Den erreicht man etwa durch eine gute Schnürung oder Klettverschlüsse. Natürlich muss der Schuh aber auch an der Ferse gut sitzen. Das ist oft ein Problem, denn je nach Fabrikationstyp sind die längeren Schuhe an der Ferse häufig einfach zu weit, sodass man das Gefühl hat, der Schuh sei zu groß. Dabei ist er nicht zu groß, sondern nur an der Ferse zu weit.

Trotzdem macht es wenig Sinn, auf kürzere Schuhe zurückzugreifen, damit die Ferse besser sitzt. Muss man zwischen Breite und Länge wählen, sollte man der Länge immer den Vorrang geben. Allein schon den Großzehen zuliebe. Und wie gesagt: Über die Schnürung kann man den Fuß sehr gut fixieren. Noch besser

Wie kraftvoll ist Ihr zweiter Zeh?

TEST

Halten Sie den zweiten Zeh mit dem Zeigefinger fest und versuchen Sie, ihn gegen die Kraft des Fingers nach unten zu drücken, ohne dabei die Kraft des gesamten Fußes einzusetzen. Es sollte ein deutlicher Widerstand zu spüren sein.

Wenn Sie mit dem Finger gegen die Kraft der Zehe diese leicht nach oben ziehen können, ist der zweite Zehenstrahl zu schwach, was wiederum auf eine Schwächung des Vorfußes hinweist. Es könnte dann zu einem Hallux valgus kommen, denn eine schwache zweite Zehe ist ein typisches Merkmal für einen Spreizfuß. Es ist davon auszugehen, dass – obwohl die Entstehung eines Hallux valgus multikausal ist – eine primäre Ursache in der Spreizung des Vorfußes liegt. Ganz im Gegensatz zum Hallux rigidus, der unabhängig von der Schwächung des Quergewölbes oder der Spreizung des Vorfußes entstehen kann. Kommt es allerdings zu einem Hallux valgus, kann die instabile Haltung dazu beitragen, dass sich die Spreizfußsymptomatik noch weiter verschlimmert.

Merkmale fußfreundlichen Schuhwerks

1) Ausreichend Zehenfreiheit nach oben.
2) Fersenkappe darf nicht scharfkantig gegen die Achillessehne und seitlich nicht gegen die Sprunggelenke drücken.
3) Zehen haben keine Berührungspunkte zum Schuh.
4 a) Fußbettung mit genügend Halt für die Zehengrundgelenke.
4 b) Die Fußbettung ist zu weich. Folge: Der Vorfuß tritt sich durch.
5 a) Weniger Belastung der Zehen: Abrollbewegung hinter dem Vorfuß.
5 b) Mehr Zehenbelastung von unten und oben: Abrollbewegung direkt an den Grundgelenken.
6 a) Blick von hinten: gerader Schuhschaft. Die Fuß-Bein-Achse kann seitens des Schuhs lotrecht stehen.
6 b) Nicht selten: schiefer Schuhschaft bei neuen Schuhen – Fußfehlstellung inklusive.
7) Guter Halt am Fußrücken bzw. Mittelfuß durch individuelle Schnürung oder Klett.

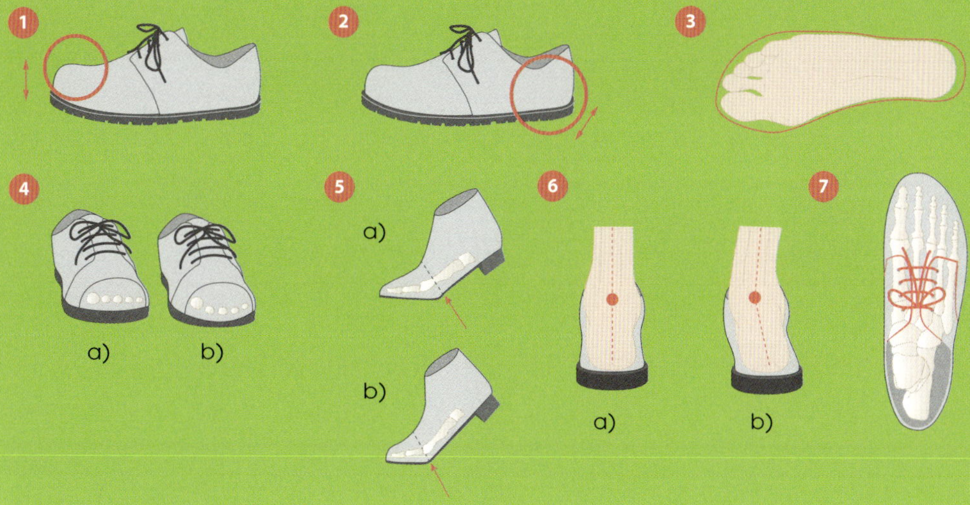

ist es, einen anderen Schuhtyp zu wählen. Probieren Sie verschiedene Schuhe und testen Sie, ob sie an der Ferse und am Mittelfuß gut sitzen und ob die Zehen dennoch genügend Freiraum haben.

Gemessen wird beim Kauf übrigens die Schuhinnenlänge. Sie sollte 12 bis 15 Millimeter länger sein als der Fuß. Und damit meine ich nicht die Länge eines spitzen Schuhs. Sie mag zwar ausreichend erscheinen, aber in die Spitze passt am Ende ja kein Zeh hinein.

Will man der Frage auf den Grund gehen, wie ein Hallux valgus entsteht, muss man immer zwischen angeborenen Fußfehlern oder -schwächen und erworbenen Fußschäden unterscheiden. Oft ist es auch ein Zusammenspiel beider Faktoren. Denn bei einer angeborenen Fußschwäche ist der Fuß natürlich deutlich empfindlicher. Es entstehen schneller Fehlfunktionen, die ihrerseits wiederum zu einer weiteren Schädigung der Füße führen. Anders formuliert: Menschen, die eine genetische Veranlagung zur Fehlstellung haben, reagieren wesentlich sensibler auf schädigendes Fehlverhalten. Andererseits müssen Füße, die gesund und normal aussehen, nicht unbedingt vitaler sein. Ich kenne genügend Füße, die zwar gut aussehen, aber dennoch schwach und kaum zu gebrauchen sind. Und ich kenne mangelhaft aussehende Füße, die sehr gute und schmerzfreie Dienste leisten.

Diagnose Arthrose

Fast jeder zweite Klient, der mit einem Hallux valgus zu mir kommt, berichtet, dass nach der schulmedizinischen Untersuchung die Diagnose Arthrose oder fortgeschrittene Arthrose gestellt und dem schmerzenden Gelenk somit gleich eine Krankheit zugeordnet wurde.

Arthrose ist eine Gelenkdegeneration mit entsprechender Beschwerdefolge bei Belastung und Bewegung. Daher sind mit dieser Diagnose die Therapiemaßnahmen festgelegt, während gleichzeitig viele andere Möglichkeiten aus dem Blickfeld geraten. In der Regel werden dabei von schulmedizinischer Seite konservative therapeutische Maßnahmen eingesetzt. Medikamentös verordnen die meisten Orthopäden vor allem nicht steroidale Antirheumatika zur Schmerzlinderung und als Entzündungshemmer. Häufig werden auch knorpelschützende Zusatzpräparate empfohlen, die der Patient dann meist selbst bezahlen muss, auch wenn ihre Wirkung wissenschaftlich sehr umstritten ist.

Vielen Betroffenen werden (oft als einzige Maßnahme) Einlagen verschrieben. Diese werden in der Regel durch eine Blaupause des Fußabdrucks oder mithilfe einer elektronischen Druckplatte erstellt, dann vom orthopädischen Schuhtechniker angefertigt und zum größten Teil über die Kasse abgerechnet.

Dass der Arzt hinterfragt, woher die Arthrose kommt, welche Einflussgrößen oder Umstände auf den Fuß gewirkt haben, kommt dagegen selten bis nie vor. Nicht einmal das Schuhwerk, in das die Einlage soll, wird angesehen. Obwohl jeder weiß, dass eine Einlage den Schuhraum verkleinert. Wenn die Schuhe ohnehin schon zu eng waren, werden die Probleme, die dadurch entstanden sind, daher kaum weniger werden. Kennen Sie jemanden, der neue, größere Schuhe gekauft hat, weil er eine Einlage bekommen hatte?

In schwereren Fällen, meist bei denjenigen, die bereits über Jahre zum selben Orthopäden gehen und die immer mit derselben Diagnose wieder aus der Praxis herauskommen und bereits medikamentös und einlagentechnisch versorgt wurden, rät der Arzt vermutlich irgendwann zu einer Operation – je nach Befund eine gelenkerhaltende OP mit oder ohne Versteifung des Gelenks oder die Implantation einer Gelenkendoprothese.

Sind all diese Maßnahmen die Lösung? Was ist mit einem Gelenk passiert, das sich nicht mehr richtig bewegen und belasten lässt? Im Grunde kann man es in einem Satz zusammenfassen: Ursache ist ein Missverhältnis zwischen der Belastungsfähigkeit des Gelenks und seiner tatsächlichen Belastung. Wobei interessant ist, dass die Aussage in zwei Richtungen stimmig ist: Über- und Unterbelastung.

Die Überlastung des Großzehengrundgelenks und die dadurch entstehende Gelenkdegeneration (umgangssprachlich als Arthrose bezeichnet) können unterschiedliche Ursachen haben:

- angeborene oder erworbene Deformierungen,
- unphysiologische Gelenkbelastungen,
- vorausgegangene Gelenkentzündungen,
- Reibungsfläche am Schuhgewebe,
- Belastungstraumata, beispielsweise weil beim Tanzen jemand auf das Großzehengelenk getreten ist, dieses sich daraufhin entzündet hat und dann, ohne ausreichend ausheilen zu können, weiter belastet wurde,
- hormonelle Störungen (unter anderem Schilddrüse),
- Halswirbelsäulentraumata mit Auswirkungen auf die gesamte Körperstatik, zum Beispiel die Schiefstellung des Altaswirbels und die dadurch ausgelöste Fehlhaltung des Kopfes, der die ausgleichende Fehlhaltung des Körpers zur Gegenregulation mit entsprechender Belastungsfolge für die Großzehe auslöst,
- begünstigende Faktoren von Stoffwechselbelastungen wie Diabetes,
- zu kurzes und/oder zu enges Schuhwerk,

Was ist Arthrose?

Wenn man von Arthrose spricht, meint man in der Regel eine krankhafte Schädigung des Gelenkknorpels. Die Knochen reiben aneinander, was zu Entzündungen (Arthritis) und in der Folge zu einer Schädigung des Gelenks führt. Dabei werden die anfallenden Abbauprodukte im Gelenk eingelagert.

Im Allgemeinen wird bei Arthrose vom „Verschleiß" des Gelenks gesprochen. Der Begriff ist allerdings irreführend, weil „Verschleiß" eine nicht reversible Zerstörung des Materials bezeichnet. Im Körper wird jedoch jede Zelle ständig erneuert. Knorpelabbau ist also bis zu einem gewissen Grad durchaus reversibel. Ein Knorpel kann zwar durch dauerhafte, permanente einseitige Belastung degenerieren, sich jedoch durch Entlastung, Bewegung und die Harmonisierung der Bewegung auch wieder erholen.

- Übergewicht,
- einseitige Arbeitsbedingungen wie ständiges Sitzen, einseitige Verdrehung des Oberkörpers zum Monitor,
- körperliche Schwerstarbeit,
- degenerative oder entzündliche Prozesse im Mundraum,
- einseitige und für den Fuß überstrapazierende Sportarten,
- Schwangerschaften und die damit einhergehende Veränderung der Körperstatik und des Hormonhaushaltes,
- Überbelastungen oder Organerkrankungen wie zum Beispiel der Leber,
- Gelenkbelastung durch Gifte aus dem Schuhwerk.

Aber es geht nicht nur um zu starke Belastung. Knorpel nehmen ebenso Schaden, wenn sie überhaupt nicht belastet werden. Sie erinnern sich? Da der Knorpel nicht direkt über unser Blutsystem versorgt wird, zieht er seine Nährstoffe über die Knorpelhaut in sich hinein. Das funktioniert durch das bereits angesprochene Schwammprinzip: Der Knorpel wird durch Bewegung und den punktuellen Druck des Knochens im Gelenk ausgedrückt und in der weiterführenden Bewegung wieder entlastet, sodass er jetzt neue Nährstoffe aufsaugen kann. Man nennt dies auch Pulseffekt.

Wird also das Gelenk überhaupt nicht belastet, werden die Nährstoffe verbraucht, die Abbauprodukte allerdings nicht abtransportiert. Sie verbleiben im Gelenk und schädigen es. Man nennt diesen Vorgang Inaktivitätsarthrose. Im Grunde ist es so, als würden Sie permanent einkaufen, kochen und essen, aber nie den Müll entsorgen oder die Endprodukte ausscheiden. Was wir brauchen, ist ein gesundes System von Geben und Nehmen, ein natürliches Prinzip, wie wir es in unserer Umwelt überall finden.

Ich fasse noch einmal zusammen:

1. Das Gelenk nimmt Schaden, wenn der Knorpel Schaden nimmt. Und der Knorpel geht kaputt, wenn er entweder dauerhaft an derselben Stelle oder überhaupt nicht belastet wird. Das trifft auch auf chronische Erkrankungsprozesse der Großzehe zu, allerdings nicht auf Schädigungen, die durch Unfälle verursacht wurden.
2. Eine Arthrose kann rückgängig gemacht werden, solange zumindest Teile des Knorpelgewebes noch vorhanden sind. Ist der Knorpel dagegen komplett weg, reicht die Regenerationsfähigkeit des Körpers nicht mehr aus. Hier sind die Zerstörung des Gelenks sowie die damit verbundenen Entzündungsmarker und Schmerzen vorprogrammiert und sind nicht über natürliche Möglichkeiten reversibel.

3. Will man also Arthrose vermeiden, ist es wichtig, sich ganzheitlich, gesund und harmonisch zu bewegen und zu verhalten. Das klingt für manche vielleicht erst einmal abgehoben oder möglicherweise sogar esoterisch. Das ist es aber nicht. Es ist natürlich. Wir haben es nur vergessen.

Diagnose Gicht

Im Zuge des Eiweißstoffwechsels entsteht im menschlichen Körper als Abbauprodukt Harnsäure. Ist die Harnsäurekonzentration im Blut deutlich erhöht, fallen Harnsäurekristalle aus, die sich in den Gelenken einlagern, weil sie durch die mangelnde Durchblutung an diesen Stellen nicht im ausreichenden Maß „entsorgt" werden können. Schmerzen und Entzündungen sind die Folge. Man nennt diese erhöhte Harnsäurekonzentration im Körper auch Hyperurikämie.

Zu den häufigen Ursachen für so eine Hyperurikämie zählen Fettstoffwechselstörungen, Diabetes mellitus, Bewegungsmangel und Übergewicht. Dagegen kaum beachtet oder schlichtweg unterschätzt wird in diesem Zusammenhang meiner Erfahrung nach ein Hypertonus der Muskulatur. Damit ist die dauerhafte erhöhte Anspannung von Muskelgruppen gemeint (Verspannung).

Bewegungsmangel und/oder einseitige Bewegungsabläufe führen zu Verhärtungen in großen Muskelgruppen, etwa in Rücken, Gesäß und Waden. Durch diese Verhärtungen sind die Muskeln schlecht durchblutet, was auch zu einer verminderten Durchblutung des umliegenden Gewebes führt. Selten findet man daher Gicht bei Schwimmern oder Yogis, die regelmäßig trainieren.

Einfache Anwendungen wie diese helfen, die Gicht in den Griff zu bekommen:

- Verzicht auf Filterkaffee, Wurstwaren, Fleisch, übermäßigen Alkoholgenuss sowie stark fruktosehaltige Lebensmittel (Ausnahme: frisches Obst, jedoch keine Zitrusfrüchte),
- mäßige, eber regelmäßige Bewegung wie Spazierengehen, Schwimmen, Gelenke bewegen etc.,
- Fasten,
- das Auftragen von Lavendel- und Sesamöl auf die Gelenke.

Die Schulmedizin empfiehlt bei Gicht in der Regel Medikamente, die Schmerz- und Entzündungsfaktoren eindämmen. Bei Hallux-Problemen rät sie meist zudem zur Rückstellung des Großzehengelenks durch Abrollhilfen und Einlagen.

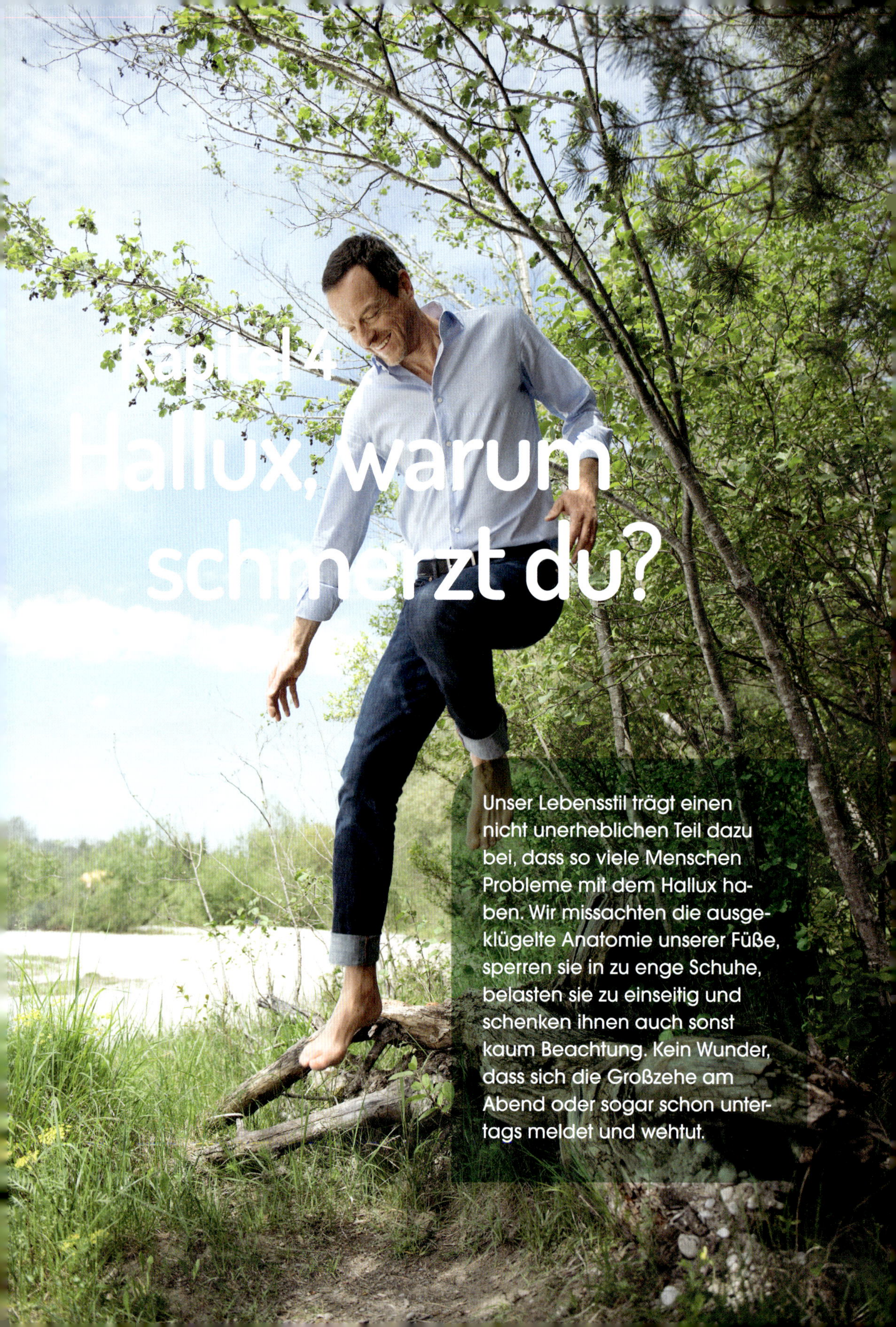

Kapitel 4

Hallux, warum schmerzt du?

Unser Lebensstil trägt einen nicht unerheblichen Teil dazu bei, dass so viele Menschen Probleme mit dem Hallux haben. Wir missachten die ausgeklügelte Anatomie unserer Füße, sperren sie in zu enge Schuhe, belasten sie zu einseitig und schenken ihnen auch sonst kaum Beachtung. Kein Wunder, dass sich die Großzehe am Abend oder sogar schon untertags meldet und wehtut.

Fehlbelastung und die Folgen

Wie natürlich leben unsere Füße?

Betrachtet man die Füße von Urvölkern, bemerkt man, dass diese im Vorfußbereich ausnahmslos recht breit sind – ähnlich einem Fächer. Man kann davon ausgehen, dass die Breite des Vorfußes ein Zeichen für eine kraftvolle Fußmuskulatur ist. Warum? Wenn Sie an einen Bodybuilder denken, dann sehen Sie doch bestimmt die breiten Schultern mit leicht abgespreizten Armen vor sich, oder? Er kann die Arme nicht mehr an den Körper anlegen, weil die Muskulatur so stark und groß ist. Sie benötigt Platz. Genauso verhält es sich mit der Fußmuskulatur der Ur- und Naturvölker, die noch nicht mit weich gepolstertem Schuhwerk durch die Natur streifen. Ihre Füße sind noch dafür ausgelegt, sich durch unebenes Gelände fortzubewegen. Die natürliche Dämpfung ist sehr effektiv, weil die kräftige Muskulatur mit ihrem straffen und dennoch dehnbaren Gewebe stoßabsorbierend wirkt.

„DAS JETZT FORMT DIE ZUKUNFT, DAS HEUTE WURDE DURCH DIE VERGANGENHEIT GEPRÄGT!“

Unsereins dagegen trägt Schuhe, noch dazu solche, die oft genug nicht zu unseren Füßen passen. Was das heißt? Nehmen Sie doch einmal aus einem Ihrer Straßenschuhe die Einlegesohle heraus und stellen Sie sich darauf. Passen Groß- oder Kleinzehe nicht auf die Sohle, sind die Schuhe schmaler als Ihr Vorfuß. Groß- und/oder Kleinzehe werden daher seitlich gedrückt und zur Fußmitte hin verbogen. Darum die Hornhaut, die sich an vielen Füßen zeigt. Der Körper versucht, das Gewebe vor Überlastung zu schützen. Das ist oft genug auch bitter notwendig, denn so manche Schuhe zwingen die Zehen zu einer Abweichung von bis zu 30 Winkelgraden gegenüber der Geradestellung.

Um dennoch die Bewegungskraft der Beine nach vorne auf den Boden bringen zu können, muss das Bein um den entsprechenden gleichen Winkel nach außen

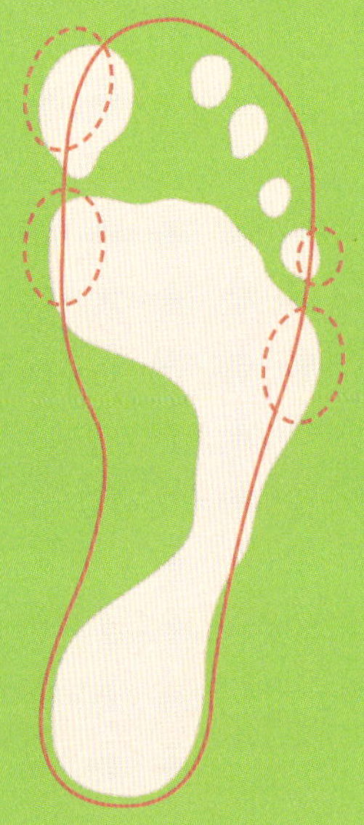

Hier muss sich der Fuß an die Schuhform anpassen. Andersherum wäre es verträglicher.

gedreht werden. Das heißt, je weiter der Großzeh von der geraden Linie abgedrängt wird, desto mehr verdreht sich das Bein nach außen. Stand oder Gang werden V-förmig.

Die Außenrotation des Beines muss natürlich durch entsprechende Muskeln gehalten werden. Da diese aber nicht dafür ausgelegt sind, werden sie durch die Fehl- beziehungsweise einseitige Belastung schnell überfordert. Sie schützen sich, indem sie verkrampfen. So kommt es zu chronisch hypertoner Muskulatur, die zwangsläufig irgendwann schmerzt. Betroffen ist meist die Innenseite des Knies oder die Innenseite des Hüftgelenks, was sich in Leistenschmerzen äußert.

Warnsignal Schmerz

So gerne man auf sie verzichten würde: Schmerzen sind wichtige Signale des Körpers. Der Sinn des Hallux-Schmerzes zum Beispiel ist es, den Bereich um die Großzehe ruhigzustellen, damit der vom Körper ausgehende heilende Regenerationsprozess ungestört ablaufen kann.

Das Schmerzempfinden an sich wird in unserem Gehirn gebildet und dient als Warnsignal, eine immer wiederkehrende, gleichartige und damit schädigende Bewegung oder Belastung der Großzehe zu vermeiden. Das ist auch der Grund, warum die Großzehe oder das Gelenk schmerzen können, ehe medizinische Untersuchungen irgendetwas entdecken können. Natürlich ist der Schmerz auch abhängig vom Schmerzempfinden des Einzelnen. Beim einen schmerzt es schon, obwohl noch gar nichts zu sehen ist. Ein anderer spürt selbst dann noch nichts, wenn das Problem schon deutlich fortgeschritten ist. Wieder andere ignorieren Schmerzen über lange Zeit einfach.

Die überwiegende Mehrheit meiner Klienten berichtet über zwei Arten von Hallux-Schmerzen: Die einen zeigen sich sofort bei jeder Belastung. Die anderen halten sich bei der Belastung in Grenzen, verschwinden sogar manchmal durch Bewegung, werden aber nach Belastung, in Ruhestellung schlimmer.

Belastungsschmerz

Meiner Erfahrung nach treten Hallux-Schmerzen während der Belastung immer dann auf, wenn das Gelenk und das umgebende Gewebe sich bereits in einem fortgeschrittenen Stadium der Schädigung befinden. Die Betroffenen berichten mir in diesem Fall, dass es „früher" nicht so war, das Problem sich aber in den letzten Jahren mehr und mehr entwickelt hat und immer schlimmer wurde. Hier liegt es auf der Hand, dass der degenerative Prozess bereits fortgeschritten ist.

Wenn auch Sie bei Belastung Schmerzen in Ihrer Großzehe oder Ihrem Gelenk haben, will Ihr Körper Sie damit unmissverständlich auffordern, die schädigende Bewegung sofort zu unterbrechen. Jeder weitere Schritt verschlimmert die Situation nämlich. Die Schädigung ist offensichtlich schon stark fortgeschritten und erfordert umgehend eine Veränderung der gewohnten Verhaltensweisen – egal, wer Ihnen diese empfohlen haben mag. Ich sage das so deutlich, weil es vielen Menschen leider einfach nicht bewusst ist, was Schmerzen bedeuten.

Schmerz, der von innen kommt

Der Schmerz, von dem hier die Rede sein soll, ist ein Schmerz, der von innen kommt, also sogenannte endogene Ursachen hat, wie zum Beispiel

- innere Dysbalancen (einseitige Bewegungsmuster),
- krankhafte Stoffwechselprozesse,
- parasitäre Belastungen, etwa durch virale oder bakterielle Belastungen im Darm oder in den Zellen (zum Beispiel Herpes zoster, Clostridien, Chlamydien und Helicobakter),
- hormonelle Veränderungen,
- psychisch-emotionale oder genetische Belastungen.

Den dadurch ausgelösten Schmerzen ist gemein, dass sie schleichend und über einen längeren Zeitraum, oft Monate oder Jahre, entstanden sind. Sie treten zunächst nur sporadisch, im Verlauf der Verschlimmerung jedoch immer öfter auf – bis hin zum andauernden (persistierenden) Schmerzempfinden.

Ruheschmerz

Die Mehrzahl meiner Klienten hat jedoch noch nicht so ausgeprägte Schmerzen. Sie berichtet, dass die Beschwerden zwar „seit Längerem da sind, sich aber aushalten lassen“. Meist verbringen diese Menschen den Tag ohne starke Schmerzen gut auf den Beinen. Erst wenn der Fuß abends zur Ruhe kommt, „pocht” der Hallux und/oder der gesamte Vorfuß. Was hat es damit auf sich?

Sicher haben auch Sie sich schon einmal richtig die Hand angehauen. Wie war Ihre Reaktion? Vermutlich haben Sie die Hand zunächst geschüttelt und dann die Zähne zusammengebissen. Das wäre auf jeden Fall eine ganz normale Reaktion des Körpers. Unser zentrales Nervensystem nimmt Bewegungs- und Empfindungsreize nämlich gleichzeitig wahr. Sie werden im Stammhirn, also dort, wo die Informationen zusammenlaufen, vom gleichen Nerv übertragen. Wenn Sie nach dem Schlag die Hand bewegen oder wie wild umherhüpfen, überlagert das Bewegungssignal das Schmerzsignal. Diese Reaktion ist logisch und vor allem wichtig, schließlich könnten Sie nach der Evolutionstheorie gerade auf der Flucht sein, und dann wäre es unter Umständen tödlich, wenn Ihr Körper Sie durch Schmerzen zu einer Pause zwingen würde.

Bewegung blockiert also das Schmerzsignal. Und genau das ist der Grund, dass die Schmerzsymptome meiner Klienten in Ruhestellungen, nachts oder zeitig am Morgen, deutlich heftiger sind als tagsüber, wenn sie sich bewegen.

Einseitigkeit auf der Spur

Unser Leben ist recht einseitig geworden: Wir bewegen uns fast nur noch auf geraden Flächen, tragen Schuhe, die die Fußbewegungen einschränken, machen immer die gleichen Sportübungen, gehen immer derselben Arbeit nach, essen immer ähnliche Dinge und halten unsere Raumtemperatur konstant auf angenehmen 22 Grad Celsius. Wir machen das, weil wir es gewohnt sind und dadurch unser Wohlergehen – besser gesagt unser scheinbares Wohlergehen – erhalten wollen. Dabei übersehen wir, dass wir uns durch diese Einseitigkeit schaden. Denn unser Körper ist äußerst anpassungsfähig und damit von Natur aus auf Vielfältigkeit ausgelegt. Wo wir uns früher auf die unterschiedlichste Art und Weise den natürlichen Anforderungen von Arbeit, Bewegung und Engagement anpassen mussten, erkranken wir heute an unseren eigens auferlegten Beschränkungen. Das lässt sich unter anderem auch am Hallux in seinen unterschiedlichen Ausprägungen erkennen.

Treten auch bei Ihnen die Beschwerden erst nach der Aktivität auf, ist dies ein deutlicher Hinweis darauf, dass eine Dysbalance in der Fußbewegung vorliegt, die Muskelbewegungen also einseitig sind. Es besteht bereits eine Belastung für das Gelenk und Sie können davon ausgehen, dass sie sich verschlimmert, wenn Sie nicht zeitnah handeln.

Schluss mit einseitigen Bewegungen

Hat man den Grund des Schmerzsignals erst einmal verstanden und kennt die ursächlichen Zusammenhänge, können durch gezielte individuelle Veränderungen in der Fußfunktion, dem Bewegungsablauf oder durch bestimmte Verhaltensänderungen innerhalb von Minuten deutliche Symptomerleichterungen erreicht werden. Man nennt diese kurzen Momente auch Sekunden-Phänomene. Manche bezeichnen die kurzen schmerzfreien Phasen schlicht und ergreifend als „Wunder", weil es so überraschend ist, plötzlich schmerzfrei zu sein. Dabei signalisiert der Körper dem Gehirn, also derjenigen Stelle, an der der Schmerz verarbeitet wird, lediglich, dass die eben eingesetzte Maßnahme geeignet ist, dem Regenerationsprozess Raum zu geben. Auch wenn das Phänomen in der Regel nicht von Dauer ist: Es ist für die Betroffenen ein eindeutiger Wegweiser.

Auch dazu ein persönliches Erlebnis: Wenn Sie mein erstes Buch gelesen haben, dann wissen Sie, dass ich gerne und viel in den Alpen unterwegs bin. Vor Kurzem trug ich auf einer Wanderung durch hohen Schnee meine alten Winterstiefel. Ich hatte sie extra aus dem Keller geholt, weil ich dachte, dass sie, gut eingelaufen, das passende Schuhwerk für mein Vorhaben wären. Als ich nach zwei Stunden die ersten Schmerzsymptome an meiner rechten Großzehe verspürte, was im Alltag sonst nie der Fall ist, führte ich das auf das Schuhwerk zurück. Und ich stellte fest, dass die Schuhe, obwohl sie recht weit waren, meine mittlerweile kräftigen Vorfüße beengten und die Großzehen über zwei Stunden permanent gedrückt wurden. Dazu kam noch die unnatürliche Bewegung beim Abrollen. Für mich war das wie ein Lehrstück, denn ich konnte am eigenen Leib erfahren, wie eine Fehlhaltung im Schuh Schmerzen erzeugen kann.

Verallgemeinert bedeutet das: Wenn andere Einflussgrößen wie zum Beispiel genetische Dispositionen, unfallbedingte Schädigungen, Stoffwechselbelastungen oder -mängel ausgeschlossen werden können, werden chronische Hallux- und Vorfußschmerzen durch krankhafte Bewegungen ausgelöst. Die Erste Hilfe für die Großzehe und den Vorfuß besteht dann in der Wiederherstellung der vielfältigen statt der einseitigen Bewegungen.

Knochen, Bänder und Sehnen bilden eine relativ unveränderliche Größe. Sie sind letztendlich immer gleich. Natürlich können wir an ihnen herumoperieren. Aber wozu? Meist ist das überhaupt nicht nötig. Im Gegenteil, wir zerstören damit eine natürliche Struktur. Was wir verändern können, ist die bewusste Bewegungswahrnehmung. Wir können die Bewegung selbst verändern. Unsere Vorstellungen darüber, wie etwas zu sein hat. Und wir können die Muskulatur mit ihren umliegenden Faszien und Gewebestrukturen bewusst ansteuern, um Veränderungen zu erreichen. Wie das gelingt, werden Sie an anderer Stelle lesen. Hier nur so viel: Den meisten Menschen ist die Vorstellung, durch innere Bilder eine Verbesserung ihrer körperlichen Situation erreichen zu können, völlig fremd. Andererseits löst allein der Gedanke an den nächsten Urlaub Vorfreude in ihnen aus – sogar mit den entsprechenden körperlichen und emotionalen Reaktionen. Sie können ihren Körper und ihre Empfindungen also mithilfe der Imagination durchaus auf Urlaub programmieren. Die Erklärung dafür ist ganz einfach. Unser Gehirn kann schlichtweg nicht unterscheiden, ob wir vom Urlaub träumen

Muskelkater ist ein gutes Zeichen

Wir können an dieser Stelle schon einmal vorgreifen: Mit Sicherheit hat es eine Weile gedauert, bis die Symptomatik Hallux entstanden ist. Das bedeutet andersherum, dass es genügend Regenerationszeit und Geduld benötigt, damit sich der Körper wiederherstellen kann. Gehen Sie dabei nicht symptombezogen, sondern ursachenbezogen an die Sache heran. Das bedeutet zum Beispiel, dass Sie zunächst ganz vorsichtig und langsam mit den neuen Anwendung beginnen und abwarten, wie der Körper am nächsten Tag reagiert. Es kann in den Füßen zu sogenannten Erstreaktionen beziehungsweise Erstverschlimmerungen kommen, wie sie auch aus der Homöopathie bekannt sind. Möglicherweise treten sie als Schmerzen auf. Oft macht sich auch einfach „nur" ein Muskelkater bemerkbar, weil Sie Muskeln benutzt haben, die vorher nicht aktiv sein mussten und daher auch nicht trainiert waren. Wundern Sie sich nicht, wenn auch das Knie oder die Hüfte wehtut, obwohl Sie am Fuß gearbeitet haben. Sehen Sie es eher positiv, denn der Schmerz zeigt, dass offensichtlich ein funktionelles Problem besteht, das man aktiv angehen kann. Und dass Sie an diesem funktionellen Problem wirklich gearbeitet haben, also schwache Strukturen mobilisiert wurden, wodurch diese Art Muskelkater erst entstehen konnte. Wären die Muskeln trainiert und alles in Ordnung, würden Sie überhaupt nichts merken. Insofern ist es ein positives Signal.

oder ob wir tatsächlich vor Ort am Strand liegen. Wenn unsere Vorstellungskraft groß genug ist, können wir uns wirklich stressfrei denken. Jedenfalls für einen begrenzten Zeitraum. Und jetzt frage ich Sie: Wenn wir das können, warum sollten wir diese Fähigkeit nicht auch anderweitig nutzen, zum Beispiel für die Regeneration unserer Großzehe?

Aber wie entwickelt sich nun ein Hallux?

Wie Sie sich sicher vorstellen können, verändert sich eine Knochen- oder Gelenkstruktur nicht einfach von heute auf morgen und auch nicht, weil Sie ab und an zu enge Schuhe oder High Heels tragen. Das zu behaupten, wäre glattweg fahrlässig. Lassen Sie uns also den typischen Verlauf zunächst einmal von außen betrachten. Wenn Sie selbst betroffen sind, werden Sie sich in diesem Abschnitt sicher wiedererkennen.

Bei Frauen, die prozentual deutlich stärker an einem Hallux leiden als Männer, fängt es meist damit an, dass sie ab Mitte 30 den Eindruck haben, ihre Füße seien gewachsen. Die Schuhgröße, die sie bisher getragen haben, passt nicht mehr richtig. In eng anliegenden Schuhen sind die Innenseiten um das Großzehengrundgelenk herum deutlich mehr ausgebeult als früher. Auch die Hornhaut an den Großzehen und unter den Vorfußgelenken der zweiten und dritten Zehe wird immer hartnäckiger. Das Großzehengelenk ist gerötet. Was ist passiert?

Ab Mitte 30 lässt die Spannkraft des Bindegewebes spürbar nach – nicht nur im Gesicht, sondern auch in den Füßen. Die Füße werden dadurch insgesamt flächiger und brauchen mehr Platz im Schuh. Viele Menschen reagieren darauf zunächst nicht und greifen weiterhin zu der Schuhgröße, die sie schon immer trugen. Allerdings haben sie jetzt das Bedürfnis, ihre Schuhe sofort auszuziehen, wenn sie abends nach Hause kommen. Viele wollen ihre Füße dann gleich ein bisschen massieren, sie kühlen, in weiten, weichen Schuhen, zum Beispiel in Crocs, oder gleich barfuß durch die Wohnung laufen. Infolgedessen holen sie immer häufiger die bequemen Schuhe aus dem Schrank – im Winter sind das dann zum Beispiel die weiten, weichen Lammfellstiefel, die eingelaufenen Bergstiefel oder die Sportschuhe.

Auch Schmerzen treten hin und wieder auf, halten sich aber in Maßen. Bei längerem Stehen, einem ausgiebigen Spaziergang oder einer Wanderung werden die Füße heiß und scheinen im Vorfußbereich zu brennen. Der abgesenkte Vorfuß und das dünne Vorfußpolster der Haut lassen die Zehengelenke direkt den Druck des Bodens spüren. In engen Schuhen noch mehr. Als Überlastungsreaktion wird der Vorfuß heiß und schwillt an. Man spricht hier von einer Überreizung.

Verändert man nichts, werden die Probleme immer wieder wellenartig auftreten. Mal schmerzt es mehr, dann wieder weniger. Man kann nie genau ausmachen, woran es liegt, aber irgendwann ist es so, dass selbst das Barfußgehen sowie das Laufen in Ballerinas oder anderen flachen Schuhen Probleme bereiten. Die Ballen brennen und selbst Basenfußbäder oder Cremes bringen nur mehr kurzfristige Linderung, aber keine anhaltende Verbesserung.

Natürlich kommen bei den meisten Menschen, denen es so geht, erste Zweifel am Wohlergehen der Füße auf. Trotzdem handeln die wenigsten, sondern wählen ihre Schuhe weiter nach der Mode, Farbe und Form aus, und tragen sie, selbst wenn sie zu klein sind. Bis sie irgendwann nachts von einem stechenden, beißenden Schmerz geweckt werden, der wie ein Blitz in den Fuß einschlägt. Dann werden die Füße massiert und alles scheint wieder gut zu sein. So mancher hat auch gehört, dass es nachts zu Muskelkrämpfen kommen kann. Also nimmt er Magnesium, in der Hoffnung, damit das Problem zu lösen. Was er nicht weiß: Die permanente Anspannung tagsüber ist für die Schmerzen verantwortlich. Die Muskelkrämpfe sind die Antwort des Körpers darauf, dass er die Muskulatur nicht loslassen will, weil er sonst keine Schutzfunktion mehr ausüben kann.

Irgendwann taucht der Schmerz dann auch tagsüber auf, meist ebenfalls unverhofft und stechend. Massieren hilft und jene, die das tun, merken dabei vielleicht, dass der Großzeh nicht mehr so beweglich ist und das Großzehengrundgelenk sich nicht mehr so harmlos, glatt und klein anfühlt wie noch vor einem Jahr. Das ist der Punkt, an dem viele Menschen Angst bekommen, im Internet recherchieren, sich mit Freunden austauschen oder einen Orthopäden aufsuchen. Mehr als fünf Minuten Zeit kann der sich jedoch selten nehmen, weil das Wartezimmer voll ist. Also wird meist weder genau auf die Füße geschaut noch werden die Schuhe inspiziert. Stattdessen ist schnell ein Rezept ausgestellt: Sonderanfertigung von orthopädischen Einlagen beim kooperierenden Schuhtechniker. Und was passiert? In die vielleicht eh schon zu kleinen Schuhe kommt nun noch die Einlage. Das fühlt sich zwar eng an, aber wenn es der Arzt so sagt, dann wird es schon richtig sein. Immerhin: Bei 50 Prozent der Betroffenen werden die Beschwerden kurzfristig tatsächlich besser. Die anderen 50 Prozent können die Einlagen jedoch überhaupt nicht tragen und nehmen sie deshalb direkt wieder aus dem Schuh. Sie schmunzeln? Gehören Sie zu diesen 50 Prozent?

Im weiteren Verlauf der Hallux-Entwicklung beginnen die Innenseiten der Großzehen oder auch die mittleren Zehen pelzig zu werden. Sie fühlen sich irgendwie eigenartig an. Nicht richtig taub, aber eben anders als sonst. Auch der Großzeh hat sich verändert und ist, wenn man ehrlich ist, noch ein bisschen schiefer geworden. Vielen Menschen macht das Angst. Also was tun? In ihrer Verzweiflung suchen sie vielleicht Rat bei Familenmitgliedern und Freunden. Doch leider sind meiner Erfahrung nach – neben diversen Anbietern, die mit ihren Produkten schnelle Lösungen versprechen – auch Empfehlungen aus dem persönlichen Umfeld meist keine wirkliche Hilfe. Und so landet manch einer auf dem Operationstisch, obwohl es mit Sicherheit andere Wege gegeben hätte.

Womit wir bei einem wichtigen Punkt wären: der Frage, wie man diesen Prozess unterbrechen kann. Eine Antwort darauf ist: indem man seine Veranlagung testet. Bereit für die Praxis?

Test 1: Wadenmuskulatur

TEST

Bei Hallux-Patienten ist die Wadenmuskulatur oft verkürzt. Wie sieht es bei Ihnen aus? Legen Sie sich auf den Rücken und versuchen Sie, die Beine im 90-Grad-Winkel Richtung Decke zu strecken. Das Knie sollte dabei nicht gebeugt sein. Wie weit kommen Sie? Ab wann schmerzt es?

Wenn Sie eine verkürzte Wadenmuskulatur haben, dann werden Sie bei diesem Test schnell an Ihre Grenzen stoßen und spüren, dass es Ihnen nicht gelingt, das Bein durchzustrecken. Dies ist für Sie ein äußeres Zeichen dafür, dass die Muskulatur Ihrer Oberschenkelrückseite deutlich verkürzt ist. In Verlängerung der Beinrückseite, also hinab zum Fuß und auch hinauf zum Gesäß, verkürzt sich diese Linie deutlich. Folgen können erhöhte Spannungen in der Fußsohle, der Achillessehne und der Wade sein, außerdem ein Knieinnendruck oder eine Beckenkippung nach hinten, die eine Steilstellung der Wirbelsäule zur Folge hat.

Test 2: Beweglichkeit der Großzehe

TEST

Wie stark haben Ihr Grundgelenk und Ihre Großzehe ihre Funktion bereits eingebüßt? Machen Sie einen leichten Schritt nach hinten und versuchen Sie, bei aufgestelltem Vorfuß und gerade ausgerichtetem Fuß die Ferse nach oben zu ziehen. Erreichen Sie einen Winkel von 90 Grad zwischen der Großzehenstellung am Boden und der Fußfläche? Dann ist eine volle Funktionsfähigkeit des Gelenks gewährleistet. Ist der Winkel geringer als 60 Grad, ist eine deutliche Einschränkung vorhanden. Bei jedem normalen Schritt wird also bereits die Grenze der Bewegungsmöglichkeit des Großzehengelenks erreicht. Wird der Schritt also noch länger oder durch anderes Schuhwerk die Beugung des Fußes beim Schritt erhöht, kommt das Gelenk bereits an seine Belastungsgrenze. Mit allen Folgen wie zum Beispiel Gelenkverschleiß, Schmerzen oder Entzündungen, die diese mit sich bringt.

Nun überprüfen Sie die Beweglichkeit der Großzehe zur Körpermitte (medial): Setzen Sie sich auf einen Stuhl oder legen Sie sich auf den Boden, die Beine sind nach vorne ausgestreckt und die Füße schauen senkrecht Richtung Decke. Drücken Sie die Füße so zusammen, dass Ferse, inneres Sprunggelenk und Großzehengrundgelenk möglichst aneinanderliegen. Vermutlich sehen Sie jetzt die Krümmung der Großzehe nach außen besonders gut. Versuchen Sie in dieser Stellung, beide Großzehen zur Körpermitte zu führen, ohne die Füße voneinander zu entfernen. Im besten Fall sogar so, dass sie einander berühren. Achten Sie darauf, dass die Fußaußenseiten dabei nicht nach unten gekippt werden. Gelingt es Ihnen?

Je nach Grad der Bewegungseinschränkung lässt sich das Großzehengrundgelenk ohne Schmerzsignale in der Regel nur bis zu einem individuellen Grad beugen. Überschreitet man diese Schwelle beim Gehen, wird nicht nur das Schmerzsignal stärker. Auch die bio-mechanische Gelenkbelastung nimmt überdimensional stark zu.

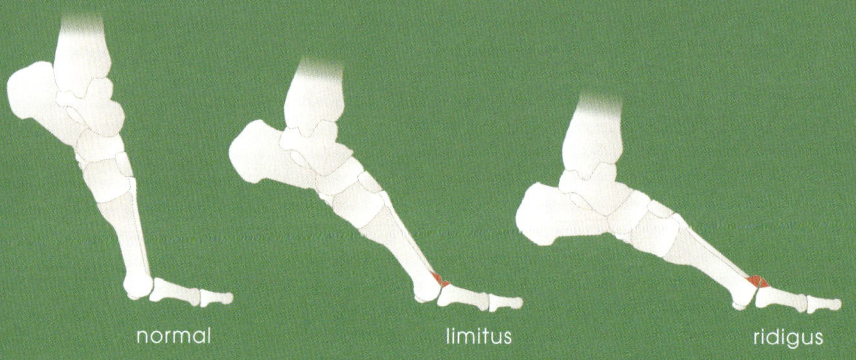

TEST

Test 3: Stabiler Stand

Stellen Sie sich zunächst in Ihrem gewohnten Stand auf eine ebene harte Fläche, zum Beispiel auf einen Holzboden. Schließen Sie die Augen und nehmen Sie Ihre Füße sowie den gesamten Stand Ihres Körpers für rund 30 Sekunden bewusst wahr.

Danach verändern Sie die Position: Die Beine stehen jetzt hüftbreit, der Blick ist geradeaus nach vorne gerichtet, die Arme hängen seitlich am Körper herab. Die Fußspitzen zeigen gerade nach vorne. (Beachten Sie bitte, dass sich das eventuell zunächst „schräg" anfühlen kann. Vielleicht haben Sie sogar den Eindruck, dass sich Ihre Knie nach innen drehen, obwohl Sie gerade stehen.) Jetzt kippen Sie die Fersen sanft nach außen, sodass Sie mehr Druck auf den Außenkanten der Füße spüren. Achten Sie aber darauf, dass die Großzehe dennoch am Boden bleibt. Schließen Sie die Augen wieder und spüren Sie in sich hinein.

Im direkten Vergleich hat man meist das Gefühl, als gehe die Kraft in der ersten Situation vom Kopf hin zum Steißbein und würde stark auf die unteren Lendenwirbel und das Becken drücken. Beim zweiten Stand fühlt es sich dagegen genau andersherum an: als ob die Kraft vom Becken hinauf zum Kopf ginge. Dieser Stand wirkt also aufrichtend. Der Körperschwerpunkt verlagert sich auf die Ferse und der Oberkörper damit leicht nach hinten. Das entlastet die Rückenmuskeln.

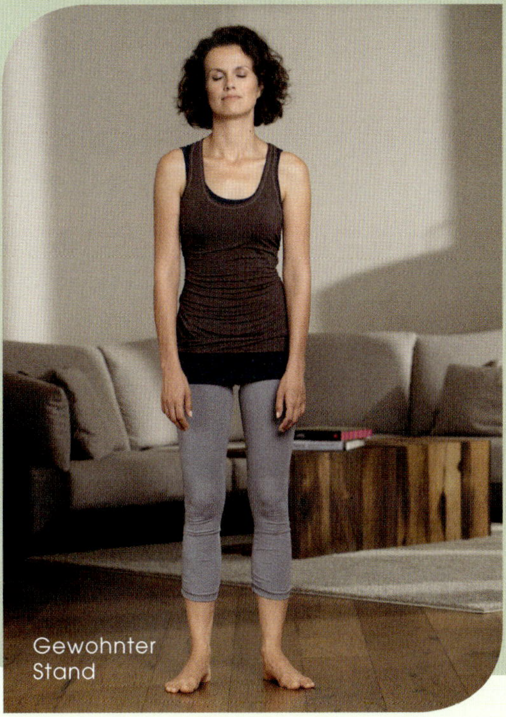
Gewohnter Stand

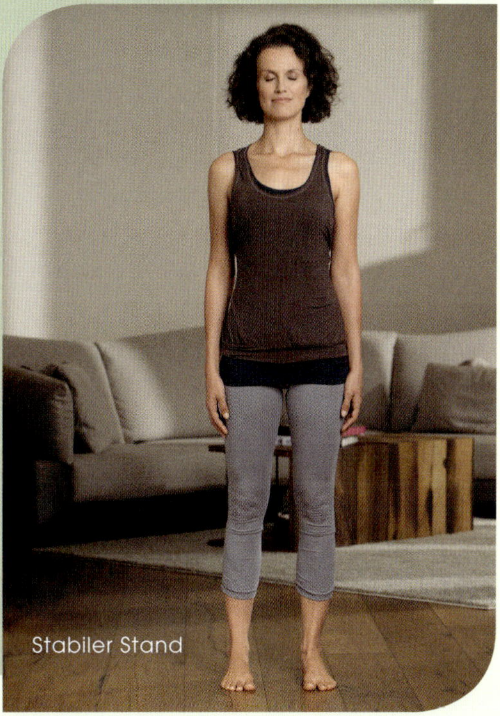
Stabiler Stand

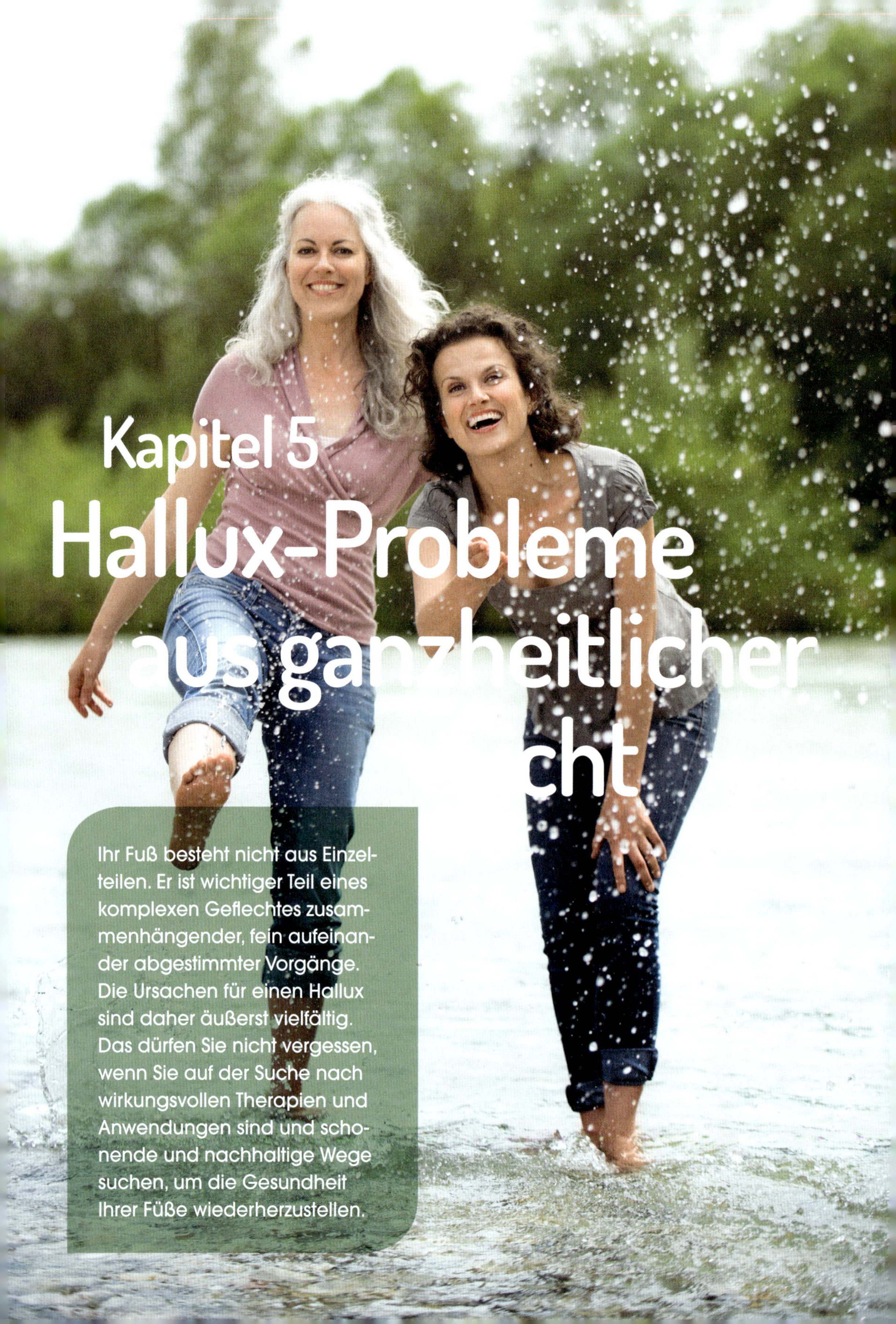

Kapitel 5
Hallux-Probleme aus ganzheitlicher Sicht

Ihr Fuß besteht nicht aus Einzelteilen. Er ist wichtiger Teil eines komplexen Geflechtes zusammenhängender, fein aufeinander abgestimmter Vorgänge. Die Ursachen für einen Hallux sind daher äußerst vielfältig. Das dürfen Sie nicht vergessen, wenn Sie auf der Suche nach wirkungsvollen Therapien und Anwendungen sind und schonende und nachhaltige Wege suchen, um die Gesundheit Ihrer Füße wiederherzustellen.

Innere Ursachen

Den Ursachen auf der Spur

Wenn Sie selbst betroffen sind, haben Sie sicher schon erfahren, dass man Hallux-Probleme wie jede andere Krankheit auch nach dem „Katalogprinzip“ betrachten kann. Man schlägt dazu einfach unter irgendeinem bestimmten Begriff nach und findet die passende Ursache. Ich hatte schon angedeutet, dass viele Ärzte nach diesem Prinzip verfahren. Für mich jedoch ist diese Betrachtung zu einseitig. Darum möchte ich Ihnen in diesem Kapitel aufzeigen, wie sich Hallux-Probleme aus ganzheitlicher und fusskartographischer Sicht darstellen.

Werfen wir zunächst mal einen Blick nach innen. Wer meint, ein Hallux würde allein von außen verursacht, zum Beispiel durch falsches Schuhwerk, liegt nämlich falsch. Die Ursachen können genauso im Körper selbst liegen und dabei funktioneller, neurologischer oder internistischer Art sein.

Polyneuropathie

Schneidende oder brennende Schmerzen in den Großzehen können sich durch eine sogenannte Polyneuropathie ergeben. Viele meiner Klienten haben diese Diagnose im Gepäck. Eine Polyneuropathie steht in der Fachliteratur als Oberbegriff für Erkrankungen mehrerer peripherer Nerven (poly = viele). Das sind zum Beispiel solche Nerven, die unseren Muskeln Bewegungsbefehle erteilen – also auch jene, die die Muskulatur der Füße ansteuern.

Aber nicht nur die Muskeln sind von peripheren Nerven durchzogen, sondern auch die Haut. Sie nehmen dort Berührungs-, Temperatur- und Vibrationsreize auf und leiten sie weiter. Funktionen wie die Atmung oder Verdauung werden ebenso über periphere Nerven gesteuert.

Natürlich könnte man es bei dieser Diagnose belassen, Medikamente verschreiben und den Patienten damit entlassen. Und häufig geschieht es tatsächlich genau so. Aber auch eine Polyneuropathie fällt selten vom Himmel. Zu dem brennenden und schneidenden Schmerz am Fuß gesellen sich nicht selten gewisse Taubheits- und Missempfindungen.

Oft beschreiben Klienten ein unangenehmes Taubheitsgefühl in den Zehen oder nur in der Großzehe und/oder eine Überempfindlichkeit an der Fußsohlenhaut. Ursache dafür könnte zum Beispiel eine Entzündung des Nervengeflechts in den Beinen sein, die durch Diabetes ausgelöst wird. Es können aber auch Stoffwechselstörungen dahinterstecken oder – was selten beachtet wird – ein lang anhaltender chronischer Alkoholkonsum, der von den Betroffenen als „normal“ wahrgenommen wird. Wie viele Menschen trinken abends eine halbe Flasche Wein oder zwei bis drei Flaschen Bier – und das regelmäßig über viele Jahre? Hier ist vor allem Ehrlichkeit sich selbst gegenüber gefragt.

Manche Klienten berichten mir auch, sie hätten das Gefühl, dass sich über die Zeit an der Großzehenspitze (selten auch an der Kleinzehenspitze) die Taubheit immer mehr ausgebreitet habe, sodass am Ende der Vorfuß, das Sprunggelenk und sogar der Unterschenkel davon betroffen sind. Frage ich dann genauer, zeigt sich, dass zum Taubheitsgefühl zusätzlich ein gewisses Kälteempfinden hinzu-

Nervenleitungsstörungen durch Chemotherapie und Impfen

Nervenleitungsstörungen und -schäden können auch nach einer Chemotherapie auftreten. Weil die Symptome erst zeitversetzt erscheinen, wird der Zusammenhang jedoch oft nicht erkannt, weshalb das Problem kaum dokumentiert ist. Meine persönliche Beobachtung hat sich allerdings bei Recherchen in vielen Fällen bestätigt.
Genauso scheint es Menschen zu geben – auch das meine eigene Beobachtung –, bei denen Impfungen Gelenksprobleme oder Empfindungsstörungen in den Füßen auslösen, auch wenn die Symptome selten direkt nach der Impfung auftreten. Ich halte es in jedem Fall für sinnvoll, bei auftretenden Beschwerden zu fragen, ob in der näheren Vergangenheit geimpft wurde. Auf der Internetseite www.impfschaden.info können Sie viele Fälle nachlesen, in denen Betroffene über Komplikationen nach einer Impfung berichten. Eine besondere Häufung tritt bei der FSME-Impfung auf.

kommt, obwohl der Fuß oder die Zehen eigentlich warm sind. Oft gesellt sich auch noch eine gewisse Berührungsempfindlichkeit dazu. Dann reicht manchmal schon der Druck der Bettdecke auf den Zehen aus, um Schmerzen auszulösen. Barfußgehen ist für die Betroffenen fast unmöglich.

Kommen Klienten mit solchen Symptomen zu mir in die Praxis, ist es zunächst wichtig abzuklären, ob dahinter ein schleichender Entzündungsprozess steckt – ausgelöst durch eine nicht erkannte Autoimmunerkrankung. In diesem Fall sind nämlich häufig die kleinsten Nerven und Nervenenden betroffen. Handelt man nicht, breiten sich die Symptome durch eine Chronifizierung aus, bis irgendwann auch die etwas stärkeren Nerven betroffen sind.

Das scheinbare Paradoxon hierbei ist, dass unterschiedliche Arten von Nervenfasern betroffen sein können. So kommt es, dass Feinspürigkeit in Form von Empfindlichkeit und Taubheitsgefühle manchmal sogar gleichzeitig auftreten. Die Betroffenen beschreiben also auf der einen Seite die Schmerzhaftigkeit, auf der anderen, dass sie den Boden unter ihren Fußsohlen nicht mehr richtig spüren können. Andere wiederum haben ein Gefühl von „kleinen Steinchen" unter den Fußsohlen. Folge dieser Symptome ist häufig ein Verlust der Gangsicherheit.

Wechselwirkung von Medikamenten

Eine Ursache, die Ärzte selten bis nie in Betracht ziehen, ist der wirklich fatale Medikamentencocktail, den einige Menschen zu sich nehmen. Ein Dilemma unserer Zeit: Auf der Suche nach schnellen Lösungen werden „wahllos" Pillen eingenommen, und selten hinterfragt man deren Nutzen oder die Wechselwirkung mit anderen Medikamenten. Viele Menschen konsultieren auch unterschiedliche Ärzte für unterschiedliche Probleme und jeder dieser Ärzte verschreibt ein Medikament – ohne sich mit den Kollegen abzusprechen. Einige meiner Klienten nehmen, um es mal drastisch auszudrücken, haufenweise Medikamente ein – gegen jedes Symptom etwas anderes. Und so weit hergeholt das auf den ersten Blick auch erscheinen mag: Einige reagieren auf solch einen Medikamentenmix mit Gelenkbeschwerden, zum Beispiel eben mit Beschwerden im Großzehengelenk.

Schwermetallbelastung

Was mindestens genauso unterschätzt wird wie die unkontrollierte, gleichzeitige Einnahme mehrerer Medikamente, sind Nervenschädigungen, die durch Schwermetallbelastungen entstehen. Lange hat man dieses Thema in die esoterische Ecke geschoben, doch so langsam mehren sich auch unter Fachleuten die Stimmen, dass Schwermetalle wie Arsen, Blei, Cadmium, Quecksilber und Palladium durchaus einen recht großen Einfluss auf unsere Gesundheit haben. Die WHO schätzt, dass die hohe Belastung Hauptverursacher vieler heutiger Zivilisationskrankheiten ist. Die Bleibelastung spielt dabei eine herausragende Rolle, denn dieses Schwermetall nehmen wir mittlerweile über herkömmliche Wege wie Trinkwasser, Luft und Nahrung im Übermaß in unseren Körper auf. Wir haben überhaupt keine Chance, dem zu entgehen, denn Blei lässt sich selbst mitten auf dem Meer oder in den Bergen nachweisen. Es wird durch Luftströmungen um die ganze Welt getragen.

In unserem Körper weist Blei eine sehr hohe „Bindefreudigkeit“ zu Körpereiweißen oder Enzymen auf und verdrängt damit andere lebensnotwendige Elemente. Die Folgen sind eine Überlastung mit Blei und eine Unterversorgung mit Spurenelementen wie Kupfer, Zink, Eisen oder Zinn. Es ist, als würden wir an einem gedeckten Tisch sitzen und verhungern, weil unser Magen schon mit etwas anderem ausgefüllt ist, was zwar nicht nährt, aber eben füllt und belastet. Gerade wir Menschen in der westlichen Welt hätten überhaupt kein Problem, alle notwendigen Spurenelemente mit der Nahrung aufzunehmen, denn die Quellen sind im Übermaß vorhanden. Doch durch unsere Lebensart sind wir auch besonders belastet, und so kommt es zum Mangel im Überfluss und gleichzeitig zu einer toxischen Belastung der Körperzellen und Organe. Diese Gifte können sich über die Lymphbahnen und die Körpermeridiane im Körper ausbreiten und sich am Ende als Beschwerdesymptom an der Großzehe bemerkbar machen.

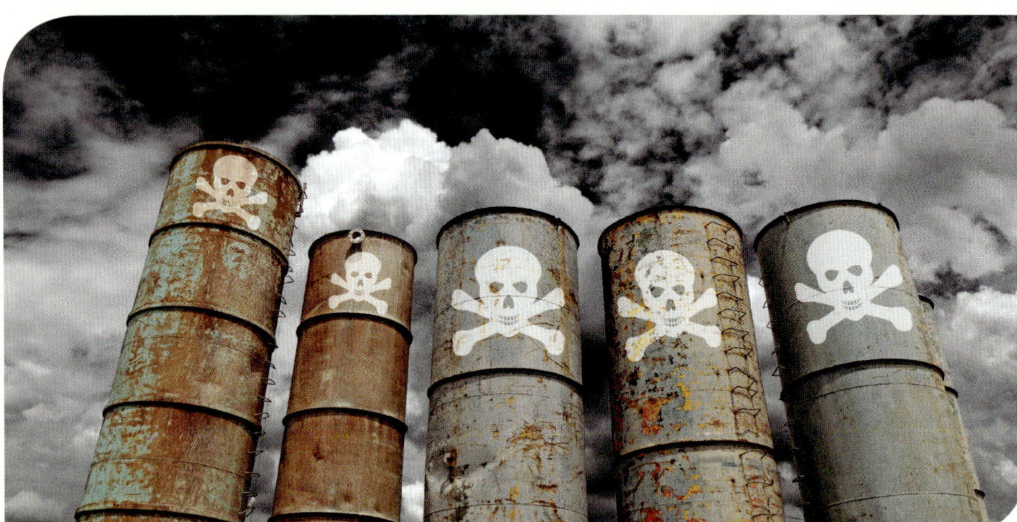

Umweltgifte über die Schuhe

Wenn wir schon bei Giften sind, sollten wir den Blickwinkel gleich mal erweitern und auf die Umweltgifte richten. Auf chemische Substanzen also, die wir unter anderem über die Ernährung, die Schleimhäute oder auch über die Haut in unseren Körper aufnehmen und die dort schädigend wirken.

Die Haut unserer Füße ist nicht nur ein hervorragendes Ausscheidungsorgan, sondern saugt wie ein Schwamm auch das auf, was sie umgibt. Besonders in Verbindung mit Wärme und Feuchtigkeit nimmt sie schädliche Substanzen hervorragend auf. Durch das Tragen „normaler", nicht naturgegerbter Schuhe lösen sich im Schuh durch das feuchtwarme Milieu Giftstoffe aus dem Material und wandern über die Fußhaut in den Körper. Über die Blutbahnen werden diese Gifte im ganzen Körper verteilt und gerade an den weniger durchbluteten Extremitäten im Bindegewebe und in den Gelenken deponiert. Bevorzugt geschieht dies im Großzehengrundgelenk, besonders dann, wenn es schon leicht geschädigt ist, sich also nicht mehr so gut bewegen kann.

Diese Tatsache wirft hoffentlich noch einmal ein helles Licht auf unsere Gewohnheit, Schuhe zu kaufen, von denen wir nicht wissen, wie und wo sie hergestellt wurden. Ich hoffe, ich kann Sie dafür sensibilisieren, dass Sie sich oder Ihren Kindern nichts Gutes tun, wenn sie Billigschuhe kaufen. Wer auf Nummer sicher gehen will, erfragt die Herkunft im Schuhhandel oder sogar beim Bundesverband der Schuh- und Lederwarenindustrie e. V. Denn leider geben auch höherpreisige Schuhe keine Garantie darauf, „gesund" zu sein.

Viren, Bakterien, Parasiten

Nicht nur chemische Stoffe, auch Viren, Bakterien und Parasiten können Ursache für Gelenk- oder Muskelbeschwerden im Körper beziehungsweise in den Zehen sein. Auch dies ist ein Problem unserer Zeit, denn häufig werden Erkrankungen nicht richtig auskuriert. Dazu kommt: Speziell Viruserkrankungen werden vielfach nicht als solche wahrgenommen. Das kann unter anderem daran liegen, dass die Erreger mutiert sind und der Krankheitsverlauf abgeschwächt oder verändert ist. Bei Bakterieninfektionen werden verschriebene Antibiotika aufgrund ihrer schnellen Wirkung oft zu früh wieder abgesetzt, bevor die Bakterien vollständig oder zumindest in ausreichendem Maße kampfunfähig gemacht wurden.

Was hat das mit dem Hallux zu tun? Eine übergangene, nicht vollständig auskurierte virale oder bakterielle Infektion führt zu einer erhöhten viralen beziehungsweise bakteriellen Belastung im Körper, die sich im Bewegungssystem durch Glieder- oder Muskelschmerzen bemerkbar machen kann. Ebenso können bestimmte Bakterien direkt zu Gelenkproblemen führen, wie zum Beispiel der Befall mit Borrelien durch einen Zeckenbiss. Hier können selbst nach Jahren noch Gelenksbeschwerden auftreten. Deshalb ist es angeraten, über die Messung des Titers durch ein Speziallabor Gewissheit zu bekommen. Alternativ bieten manche Heilpraktiker ein ebenso geeignetes Messverfahren an.

Organerschöpfung

Eine weitere innere Ursache für Hallux-Beschwerden ist die Erkrankung der Organe durch Dauerbelastungen, beispielsweise durch übermäßigen Konsum von Alkohol, ein Übermaß an fetthaltigen Nahrungsmitteln oder Medikamenten. Leber und Nieren sind als unsere wichtigsten Entsorgungsorgane zwar sehr leidensfähig. Aber irgendwann ist das Maß voll und sie können nur noch einen Teil dessen verarbeiten, was anfällt. Der Rest wird ausgelagert und deponiert – im Fettgewebe, Bindegewebe oder in den Gelenken. Anders als bei unserem Magen, der sich, wenn er überlastet ist, häufig mit einer schmerzhaften Magenschleimhautentzündung wehrt, verläuft der schleichende Leidensprozess von Nieren und Leber leise und relativ schmerzfrei. Deshalb wird das Problem oft erst in einem fortgeschrittenen Stadium erkannt.

Aber auch die Magenschleimhautentzündung hat weitreichende Folgen. So kann das wichtige Vitamin B_{12}, auch Nervenvitamin genannt, nicht in ausreichendem Maß aufgenommen werden, was zur Schwächung der Nervenfunktion führen kann, was – wie Sie ja jetzt schon wissen – weitreichende Auswirkungen auf unsere Muskulatur und die Gelenke hat.

Verengung der Nervenleitung

Eine weitere Ursache für Hallux-Beschwerden kann die Verengung von Nervenleitungen sein, wodurch Nervenfasern und -bahnen so gedrückt werden, dass es zu Missempfindungen kommt. Stellen Sie sich nur einmal einen Wasserschlauch vor, den man an einer Stelle abknickt oder drückt. Verengt sich der Schlauch, ist der Durchfluss gestört und an der Düse kommt kaum noch Wasser heraus. Genauso kommt es bei Versorgungsengpässen zu Mangelerscheinungen und bei den Nerven zu Missempfindungen.

Sicher kennen Sie das Phänomen der eingeschlafenen Gliedmaßen. Wie fühlt sich der Arm oder das Bein an, wenn sie eingeschlafen sind? Pelzig, kalt, fremd, nicht zu Ihnen gehörend? Während diese Symptome recht schnell verschwinden, wenn Sie das Bein oder den Arm bewegen, gibt es Konstellationen, die dazu führen, dass diese Probleme immer wieder oder am Ende sogar dauerhaft auftreten. Dazu zählen: Verhärtung der Muskulatur, schwache Lymphtätigkeit/Lymphödem oder eine Verdickung des Bindegewebes. Zu Letzterem kommt es zum Beispiel durch Entzündungsherde. Sie kennen das: Hat sich irgendwo am Zahn oder am Knie eine Entzündung eingeschlichen, dann dehnt sich das Gewebe aus. Der Körper lagert an diesen Stellen vermehrt Wasser ins Gewebe ein, weil er die Entzündungsstellen kühlen möchte. Das wiederum führt zu einem erhöhten Gewebedruck, einer Ausdehnung und damit zu einer Verengung des Geweberaums. Der Platz für die Nervenbahnen verringert sich weiter. Die Konsequenz: Der Hallux zeigt Empfindungsstörungen oder das Großzehengrundgelenk schwillt bereits bei leichter Belastung stark an.

Verhärtete, unbewegliche Bänder und Sehnen

Wenn Sehnen und Bänder dauerhaft straff sind, was zum Beispiel durch Muskelverkürzungen oder dauerhafte Verspannungen erfolgen kann, werden sie mit der Zeit starr und unbeweglich. Es entsteht quasi eine feste Bandage um den Fuß oder das Gelenk herum, die die Fußbeweglichkeit einschränkt. Viele Betroffene berichten, es fühle sich an, als wäre ein breiter, ganz eng geschnürter Ledergürtel um ihren Fuß gebunden.

Bei solch einer Verhärtung ist die Reizweiterleitung deutlich eingeschränkt, weil es durch den Bewegungsmangel und die Verengung zu einer Minderdurchblutung des umliegenden Gewebes kommt. Gleichzeitig können sich die Nervenbahnen verengen, sodass die Reizweiterleitung an das zentrale Nervensystem im Rückenmark, unsere Schaltzentrale, gestört ist. Die Informationen, die von den Füßen kommen, werden dann nicht mehr so gut weitergeleitet und können dementsprechend auch nicht richtig verarbeitet werden. Die Antwort, die das zentrale Nervensystem sendet, ist im wahrsten Sinne des Wortes fehlerhaft. Lageinformationen des Fußes werden falsch interpretiert, was zu Unsicherheiten führen kann – bezüglich der Gefühle, aber auch bezüglich der Koordination oder des Gleichgewichtssinns. Das ist vor allem bei älteren Menschen ein großes Problem, bei denen die Elastizität der Bänder und Sehnen aufgrund des Alters ohnehin schon eingeschränkt ist.

Fersenstellung

Viele Menschen kennen das Phänomen des Plattfußes. Wenn sie aus einem Pool steigen und mit nassen Füßen über Steine laufen, fehlt bei ihnen der Hohlraum, der sich normalerweise durch ein intaktes Längs- und Mittelfußgewölbe abbildet. Ihr Fuß ist proniert, fällt also nach innen. Dadurch wird der Vorfuß deutlich gespreizt, weil die Zehenglieder durch die Belastung der Innenseite des Fußes nach außen gedrückt werden. Die Folge: Entweder wird die Großzehe zum Hallux valgus oder die mittleren Zehen beginnen zu krallen und entwickeln sich zu Hammerzehen oder der Kleinzeh krümmt sich nach innen, was wiederum das Kleinzehengrundgelenk stark belastet (Schneiderballen).

Es gibt aber auch den anderen Fall. Kippt die Ferse nämlich nach außen, supiniert der Fuß und das Mittelgewölbe richtet sich hoch auf. Bei so einem Hohlfuß verteilt sich das Körpergewicht hauptsächlich auf die Ferse und den Vorfuß, weil der Mittelfuß über-aufgerichtet ist und kaum Bodenkontakt hat. Außerdem ist diese Art der Fußfehlhaltung eher starr und verspannt.

Der erhöhte Druck auf den Vorfuß führt meiner Erfahrung nach im höheren Lebensalter häufig zur Krallenzehenbildung. Anscheinend versuchen die Zehen unbewusst, ständig den Vorfuß anzuheben, damit die Zehengrundgelenke entlastet werden. Das Grundgelenk der Großzehe ist dabei besonders betroffen und verdickt sich zusehends.

Muskelabbau im fortgeschrittenen Alter

Ein weiterer wesentlicher Faktor ist der natürliche Alterungsprozess. Es wäre vollkommen illusorisch zu glauben, dass sich die Füße und die Fußform mit fortschreitendem Alter nicht verändern würden. Bei Frauen setzt dieser Prozess um die 30 ein, bei Männern dauert es bis dahin etwas länger. Spätestens wenn die 50 erreicht ist, merken die meisten, dass ihre Schuhe zu eng werden und sie mindestens eine Schuhgröße länger kaufen müssen. Muskelabbau ist hier das Stichwort, der auch die Fußmuskulatur betrifft. Sie lässt nach und wird schwächer – vor allem dann, wenn man sich wenig bewegt.

Mit dem Schwund der Fußmuskulatur lässt insgesamt die Spannung des Halteapparates der Fußgewölbe nach. So kommt es zu einer Abflachung mit der Folge, dass der Fuß nach innen kippt (siehe oben). Neben den beschriebenen Auswirkungen auf die Füße kommt es dadurch zusätzlich zu einer X Beinstellung. Die Belastung auf die Großzehe nimmt immens zu, der Vorfuß wird breiter und der Fuß insgesamt länger. Bei vielen Menschen beginnt ab diesem Punkt der Fuß häufiger zu schmerzen. Arbeitet man dem nicht maßvoll entgegen, wirkt sich die Veränderung auch auf die Beinmuskulatur und damit auf die aufrechte Achse des Beines sowie den Oberkörper bis hin zur geraden Ausrichtung des Kopfes aus. Wenn Sie aufmerksam sind, werden Sie feststellen, dass die meisten älteren Leute mit nach unten geneigtem Kopf gehen oder sitzen. Die Folge ist eine Überbelastung der Nacken- und Halsmuskulatur sowie des obersten Halswirbels (Atlas).

Unsere Füße haben aber nicht nur etwas damit zu tun, wie wir unseren Kopf halten. Es geht noch weiter. Der Zustand unserer Füße beeinflusst in gewissem Maße sogar unsere Sehkraft, denn unser Körper ist von Muskelketten durchzogen, die sich wechselseitig beeinflussen.

Bindegewebsschwäche

98 Prozent aller Kinder haben bei ihrer Geburt gesunde Füße. Bei den Erwachsenen sieht es leider völlig anders aus. Bei ihnen schrumpft die Zahl derer, die auf gesunden Füßen unterwegs sind, auf gerade einmal 40 Prozent. Einen beachtlichen Anteil daran hat die mit zunehmendem Alter ebenso natürliche wie nicht reversible Schwächung des Bindegewebes.

Das Bindegewebe hält in unserem Körper sozusagen alles zusammen. Ich vergleiche das ganz gern mit der Luft, die alles auf dem Erdball umgibt. Egal ob die Dinge hart sind wie ein Stein, hoch wie ein Baum oder winzig wie eine Ameise, egal ob Säugetier, Vogel oder Mensch – alles verbindet eine Gemeinsamkeit: der Sauerstoff, der sie umgibt. Das Bindegewebe möchte ich im weitesten Sinne ebenso sehen, denn egal ob Muskeln, Knochen, Sehnen, Bänder oder Organe: Sie alle werden durch das Bindegewebe miteinander verbunden. Es wird durchflossen von Blut, Hormonen, Lymph- und Nervenbahnen. Es nährt sich von außen durch die Sonneneinstrahlung und alles, was auf die Haut kommt, von innen durch die Nährstoffe, die wir aufnehmen. Ebenso wie die Schwächung der Muskulatur zu einer Abflachung des Fußes führt, trägt auch die Schwächung des Bindegewebes zu diesem Prozess mit all seinen bereits beschriebenen Folgen bei.

Genetik

Wie die Mutter so die Tochter? Oder wie der Vater so der Sohn? Wie bei anderen Körperteilen auch, legt in 90 Prozent der Fälle die Genetik fest, wie unsere Füße aussehen und ob sie anfällig sind für die Bildung von Fußschäden oder Erkrankungen des Großzehengelenks. Das jedenfalls besagt eine Studie spanischer

Wissenschaftler, die am Centro Médico Teknon in Barcelona geforscht haben. Dort hat man mittels einer Befragung von Hallux-valgus-Patienten nachgewiesen, dass 90 Prozent der Betroffenen mindestens einen Verwandten haben oder hatten, der ebenfalls eine Zehenschiefstellung hat/hatte.

Heißt das nun, dass es Schicksal ist? Und dass man sich dagegen nicht wehren kann? Nein. Die genetische Disposition gibt nur die Richtung vor, unser Verhalten aber zeigt den Weg. Es liegt also vorrangig daran, wie wir mit unseren Füßen umgehen. Das fängt schon im Kindesalter an (siehe Seite 81).

Dünne Sohlenhaut, schutzloses Hallux-Gelenk

Durch unsere Gewohnheit, stets und ständig Schuhe zu tragen und damit den Fuß sozusagen nach unten hin abzupolstern, kommt es zu einer Rückbildung der puffernden Fußsohlenschicht (Fettschicht, nicht Hornhaut). Das ist ein völlig normaler und natürlicher Vorgang: Wird etwas nicht mehr gebraucht, bildet es sich zurück. Die Sohlenhaut, die als Polster gegen spitze Steine und unebene Untergründe fungiert, hat keine Funktion mehr, weil die Weichbettung des Schuhs diese Dämpfung übernimmt. Also reduziert sie sich.

In meiner Praxis kann ich beobachten, dass bei Klienten mit Großzehenproblemen die Sohlenhaut sehr dünn ist. In diesen Fällen sind allein schon beim Barfußgehen oder bei flachen, ungepolsterten Schuhen wie zum Beispiel Ballerinas oder High Heels die Gelenke dem harten Untergrund direkt ohne große Polsterung ausgesetzt. Durch eine starke Hornhautbildung versucht der Körper, dieser Belastung Einhalt zu gebieten. Leider verursacht die Hornhaut jedoch meist Druckschmerzen, sodass die meisten Menschen sie regelmäßig entfernen. Die Gelenke werden so immer wieder schutzlos dem Druck ausgesetzt.

Auch eine Frage des Geschlechts

Die Tatsache, dass deutlich mehr Frauen von Hallux-Problemen betroffen sind, deutet stark auf den Bezug zum Bindegewebe hin, denn Frauen haben von Haus aus ein schwächeres Bindegewebe als Männer. Das ist vor allem hormonell bedingt. Da aber auch ausgerechnet Frauen diejenigen sind, die ihre Füße häufig mit zu engem oder zu hohem Schuhwerk quälen, kommen hier zwei Faktoren zusammen, die die Ausbildung von Hallux-Problemen begünstigen.

Durch die Stöße auf die Gelenke kommt es zu einer Reizung, die wiederum zu Schmerzen und Entzündungen führen kann, unter anderem an den Gelenken, der Knochenhaut, den Sehnenansätzen und den Schleimbeuteln. Die Betroffenen gehen wie auf den „Felgen". Bei ihrem Auto oder ihrem Fahrrad würden sie das sofort bemerken und reparieren. Bei ihren Füßen ignorieren viele diesen Umstand dagegen leider konsequent.

Entzündete Sesambeinchen

Eine Verdickung des Großzehengrundgelenks – und das wird oft verkannt – kann auch durch eine Entzündung der unter dem Großzehengrundgelenk liegenden Sesambeinchen kommen.

Die Sesambeinchen sind zwei erbsengroße knöcherne Gebilde im Bereich der Großzehe. Sie haben die Aufgabe, die Sehne vom Knochen fernzuhalten, und schützen die Sehne beim Abrollen des Großzehengrundgelenks.

Ist nun das Fettpolster der Sohlenhaut durch das ständige Tragen von dämpfenden Schuhen reduziert und die Großzehe auch noch gekrümmt oder besteht ein Hohlfuß, kommt es zu einer punktuellen Belastung an den Bereichen der Sesambeinchen. Das kann zu einer Sesamoiditis führen, einem chronischen Reizzustand der Sesambeinchen. Die Folge sind beißende Schmerzen beim Abrollen, denn gerade dabei wird dieser Bereich ganz besonders belastet. Insbesondere bei einem Senkfuß, wo die hauptsächliche Belastung direkt über die Großzehe verläuft.

1) Geschützt: Der Sehnenverlauf zur geraden Großzehe verläuft ohne Hindernisse mitten durch die beiden Sesambeinchen.
2) Gespannt: Die Schiefzehe zwingt die Sehne in eine ungünstige Position. Bei jeder Fuß- bzw. Großzehenbewegung findet sowohl ein Dehnungs- als auch ein Druckreiz am Sesambeinchen statt.

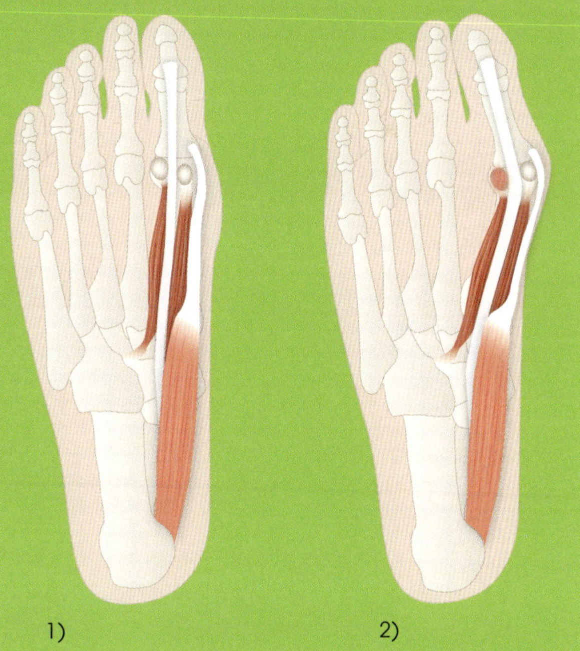

Der Muskeltonus

Die Beweglichkeit unserer Großzehe ist von vielen Faktoren abhängig, unter anderem von der Kraft und Länge der sie steuernden Muskeln. Nun ist der Zustand unserer Muskulatur nicht immer gleich, darum lohnt es sich, mal genauer hinzuschauen, welche Spannungszustände es gibt. Man unterscheidet:

- **hyperton, überspannt:** Die Muskulatur ist permanent angespannt und dadurch hart und unbeweglich, wie zum Beispiel die Nackenmuskulatur durch permanente Schreibtischtätigkeit.
- **guter Tonus, angespannt:** Die Muskulatur hat eine normale Elastizität, ist flexibel beweglich und gut durchblutet.
- **hypoton, schlapp:** Die Muskulatur ist weich und ohne Grundspannung, schlecht durchblutet, locker und hat kaum eine stützende Funktion.

Über den guten Tonus muss ich nichts sagen, denn er bereitet ja keine Probleme. Dass schwach ausgeprägte Muskulatur ihre Funktion nicht in vollem Umfang ausführen kann, ist auch verständlich. Dasselbe gilt für die hypertone Muskulatur.
Im Hinblick auf die Muskulatur ist es zudem wichtig zu wissen, dass es für jede Bewegung immer einen Spieler und einen Gegenspieler gibt. Also einen Muskel, der die Bewegung führt und dabei verkürzt, und einen, der in diesem Moment in die Länge gezogen wird. Es ist ein fein abgestimmtes Spiel, das immer dann aus der Balance gerät, wenn ein Muskel zu schwach ist, die Bewegung auszuführen, oder aber zu stark, um in der Länge nachzugeben. Diesen Fall haben wir beim Spreizfuß. Hier ist besonders die Großzehenmuskulatur unbeweglich, kurz und dick. Darum lässt sich die Großzehe auch kaum bewegen, sodass ein Hallux valgus entstehen kann. In diesem Fall verkürzen sich die entsprechenden Muskeln,

die für die Krümmung nach außen verantwortlich sind (eine Bewegung, die jede Großzehe im Normalzustand flexibel ausführen kann). Die betroffenen Muskeln halten die Position über einen langen Zeitraum inne und verharren sozusagen in der Fehlstellung.

Soll die Großzehe wieder gerade sein, müssen Sie diese verkürzte Muskulatur in die Länge bringen. Und weil die Muskulatur nicht aus Gummi oder Knetmasse besteht, macht es wenig Sinn, den Großzeh einfach durch eine Schiene oder durch Gummibänder in die gewünschte Position hinüberzudrücken oder hinüberzuziehen. Womit wir langsam zur Praxis und zu der Frage kommen, was man denn alles dafür tun kann, um Hallux-Probleme zu vermeiden und seine Füße gesund zu erhalten.

Ansicht des Fußes aus verschiedenen Perspektiven mit Knochen, Muskeln, Sehnen und Bändern (weiß).
Die Knochen sorgen für Stabilität, die Muskeln für Flexibilität und Dämpfung. Die Sehnen sind das Bindeglied zwischen Knochen und Muskeln und sorgen für die Bewegung. Bänder finden sich an den Füßen nur um die Sprunggelenke, um diese zusammenzuhalten.

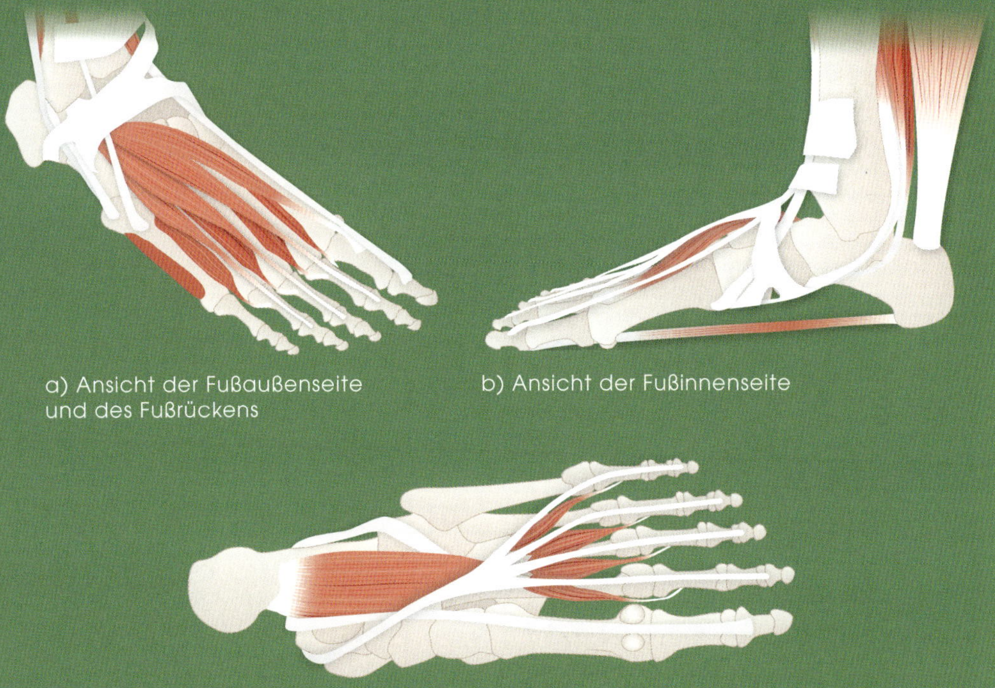

a) Ansicht der Fußaußenseite und des Fußrückens

b) Ansicht der Fußinnenseite

c) Ansicht der Fußunterseite

Äußere Einflüsse

Die letzten Seiten haben gezeigt, wie vielfältig die Ursachen für Hallux-Probleme sein können. Umso erstaunlicher finde ich es immer wieder, dass viele Ärzte ihre Patienten bei der Erstuntersuchung nach einem Fünfminutengespräch mit einem Rezept für Einlagen nach Hause schicken. Ich möchte hier weder verurteilen noch die großartigen Leistungen und Möglichkeiten der Schulmedizin infrage stellen. Aber ich sehe tagtäglich eben die andere Seite: Menschen, die seit Jahren leiden oder die nach einer Hallux-Operation völlig verzweifelt sind, weil sie immer noch Schmerzen haben. Ich kann nur immer wieder sagen: Wenn die eigentliche Ursache für das Problem nicht beseitigt ist, bleibt das Problem bestehen.

Mit einer Operation wird zwar die Zehe wieder gerade gerückt und in der Tat ist der Muskel in seiner tragenden „Funktion" erst einmal entlastet. Doch ist damit die Ursache behoben? Nein. Und darum kommt es in der Regel zu einem Rezidiv, das Hallux-Problem kehrt also irgendwann wieder – wenn das Gelenk nicht gerade durch Schrauben oder Nägel versteift wurde. Die Ursache wird aber auch damit nicht behoben. Die Großzehe ist zwar gerade, aber die Abrollbewegung ist durch die Versteifung massiv eingeschränkt. Das führt zwangsläufig dazu, dass die wirkenden Kräfte nun andere Bereiche des Fußes und des Beines beeinträchtigen, zum Beispiel den Mittelfuß, den äußeren Vorfußbereich, das Knie oder die Hüfte. Die Symptomatik verlagert sich somit nur. Wollen Sie das vermeiden, gibt es nur eine Möglichkeit: Sie beseitigen die Ursache für die Dysbalance in der Fußstatik aktiv durch gezielte ganzheitlich wirkende Methoden und stellen so die natürliche, gesunde und ganzheitliche Funktion wieder her.

Trotz vieler innerer „Widerstände" wirken auch von außen verschiedene Dinge auf die Großzehen ein, die Sie natürlich ebenfalls nicht außer Acht lassen sollten. Wobei „von außen kommend" wieder nur auf den ersten Blick stimmt. Auf den zweiten Blick haben auch diese Einflüsse ihren Ursprung häufig im Inneren. Trotzdem passen sie besser in diese Kategorie.

Moderne Sportarten

Obwohl Bewegung grundsätzlich gut ist und auch ich selbst sie immer propagiere, sehe ich manche Trends mit einem weinenden und einem lachenden Auge. Selbst das Barfußgehen, das ja nun wirklich die natürlichste Form des Gehens ist, kann problematisch für die Großzehe werden, wenn man es nicht richtig macht, sich also sozusagen ungeübt ins Abenteuer stürzt. Ebenso ist es mit bestimmten intensiven Sportarten wie Klettern, Joggen, Langlauf, Tanzen oder Rennradfahren. Selbst bei Klienten, die Yoga praktizieren, beobachte ich das Problem der passiven Dehnung bei vielen Asanas, die ja lange Zeit als der Schlüssel für eine gesunde Muskulatur angesehen wurden.

Lange Muskeln sind wichtig, Beweglichkeit ist wichtig – so wird es überall verbreitet. Im Kern stimmt das auch, denn ein elastischer Muskel und bewegliche Gelenke sind für unseren Körper eine gute Voraussetzung, um gesund zu bleiben. Wenn aber Dehnungen an den Gelenken vorgenommen werden, die bereits eingeschränkt sind, kommt es zu Dehnungsüberlastungen und man schadet dem Gelenk längerfristig mehr, als dass man ihm Gutes tut. Die Muskulatur im Fuß ist kein Gummiband, sie kann nicht unbegrenzt gedehnt werden. Die passive Dehnung dehnt nicht die Muskeln, sondern das Bindegewebe. Das „Zerren" am Muskel führt daher über die Sehne nur zu einer hohen Belastung der Gelenke.

Damit Sie das besser verstehen, erlauben Sie mir einige Fragen. Waren Sie schon einmal gut gedehnt? Wie war es nach ein paar Wochen, in denen Sie nicht gedehnt haben? Mussten Sie von vorne beginnen? Vermutlich, denn der Körper reagiert aufs Dehnen mit einer Gegenbewegung, dem Zusammenziehen.

Ein Muskel besteht aus vielen Eiweißmolekülen, den sogenannten Aktin-Myosin-Filamenten. Sie sind alle gleich groß und es besteht keine Möglichkeit, die Moleküle zusammenzudrücken oder zu verlängern. Aus diesem Grund ist die Bewegungslänge eines Muskels einzig und allein abhängig von der Anzahl der Moleküle. Sie vermehren sich aber nicht, indem man sie auseinanderzieht. Wollen Sie, dass die Muskulatur sich verlängert, braucht der Muskel also mehr Aktin-Myosin-Filamente. Das heißt, man muss durch gezielte Maßnahmen (Muskelarbeitsreize) dafür sorgen, dass der Körper in dem gewünschten Bereich entsprechend mehr Aktin-Myosin-Filamente produziert.

In der Muskulatur gibt es unterschiedliche Faserarten. Die Menge der einzelnen Faserarten ist genetisch vorgegeben, aber es gibt einen Spielraum, den wir durch Training ausschöpfen können. Dieser Spielraum besteht aus den sogenannten intermediären Muskelfasern, einer Mischung aus weißen und roten Muskelfasern. Sie müssen sich das so vorstellen: Jemand, der gut sprinten kann und in der Lage ist, viel Muskelmasse aufzubauen, verfügt über mehr weiße Muskelfasern (FT-Fasern – fast twitch). Diese „kurzen" Muskelfasern reagieren zwar schneller, ermüden aber auch rasch. Die roten Muskelfasern, die ST-Fasern (slow twitch), sind die langen Muskelfasern, die zwar nicht so schnellkräftig, dafür aber ausdauernd sind. Und genau die benötigen wir, um einen Muskel „lang zu ziehen".

Auch wenn der Anteil der langen und kurzen Muskelfasern genetisch festgelegt ist, kann man unter bestimmten Bedingungen weiße Muskelfasern in rote umwandeln. Voraussetzung dafür ist, dass man das Training genau auf diese Muskelgruppe ausrichtet. Schnelle, wenige, kraftvolle Bewegungen, eventuell sogar noch mit Gewichten, trainieren die weißen Muskelfasern. Um die langen Muskeln anzuregen, ist es wichtig, mit geringer Reizstärke, niedriger Reizfrequenz, dafür aber langer Belastungsdauer zu trainieren. Sprich: wenig Gewicht, viele Wiederholungen und über eine längere Zeit.

Schuhwerk statt barfuß

Das permanente Tragen von Schuhwerk oder das Gehen auf unnatürlichen, glatten Böden hat die Sinneswahrnehmung der Sinneszellen in unserer Fußsohle verkümmern lassen. Sie „schlafen“, weil eine natürliche Anpassungsreaktion an unebene, natürliche und den Fuß buchstäblich reizende Untergründe, die dazu beitragen würde, die entsprechenden großen und kleinen Muskeln im Fuß wieder zu reaktivieren, nicht oder einfach viel zu selten stattfindet. Die wenigen Male, die unsere Füße die Chance haben, auf natürlichem Grund ohne Schuhe zu gehen, sind eigentlich zu vernachlässigen. Die Folge: Unsere Sinneszellen reagieren verzögert (ähnlich wie wir, wenn der Wecker morgens um fünf Uhr klingelt). Die Fußbewegung findet fast nur noch über die wenigen geübten großen Muskelgruppen statt. So werden die Kräfte beim Stehen, Gehen und Laufen nicht mehr optimal verteilt. An entscheidenden Stellen fehlt der Muskelhalt, sodass die Gelenke, insbesondere das Großzehengrundgelenk, übermäßig strapaziert werden.

Viele Forscher haben sich mit den Ursachen von Fußschäden befasst, haben versucht herauszufinden, warum Menschen in den modernen Gesellschaften davon besonders betroffen sind. Und alle kommen zu dem Ergebnis, dass genetische Veranlagung, Bindegewebsschwäche, Verhaltensweisen, Ernährung, vor allem aber spitzes, hohes und unpassendes Schuhwerk die Hauptursachen sind. Besonders gut ablesen lässt sich das an der Entwicklung in Ländern, in denen es ursprünglich andere Schuhmoden gab. Die Chirurgin Sabine Ochman verweist in einem Artikel für die Zeitschrift *Welt am Sonntag* auf Japan, wo die Fallzahlen von Hallux-valgus-Patienten sprunghaft anstiegen, nachdem dort westliche Schuhe in Mode kamen.

Wenn ich einen Schnitt durch die Anzahl meiner Klientinnen mache, die mit Hallux-valgus-Beschwerden kommen, dann trug die Mehrzahl von ihnen Schuhwerk, das über viele Jahrzehnte die Ausbildung des Hallux valgus sicherlich begünstigt hat. Aber eigentlich setzt das Problem ja schon viel früher an, auch wenn das vielen nicht bewusst ist. Das Forschungsprojekt „Kinderfüße-Kinderschuhe" das von 2001 bis 2003 in ganz Österreich lief, zeigte, dass 69 Prozent der Kinder Schuhe tragen, die zu klein oder zu eng sind. 76 Prozent dieser Kinder haben schon eine deutliche Schrägstellung der Großzehe. Das sind drei Viertel aller untersuchten Kinder! Bei jedem achten Kind wich die Großzehenstellung sogar um zehn Grad von der Norm ab.

Hat man schon als Kind aufgrund eines sehr beweglichen Gelenkapparates beziehungsweise beweglichen Fußgelenken Probleme mit Knick- oder Senkfüßen, ist unpassendes Schuhwerk natürlich Gift. Was diese Füße brauchen, sind aktive Maßnahmen zur Steigerung der Fußkraft, und dazu gehört das natürliche Barfußgehen auf unterschiedlichen Untergründen. Und zwar nicht nur im Sommer für eine halbe Stunde am Strand, sondern regelmäßig.

An der Stelle noch ein paar Anmerkungen zu unseren Zehen. Wenn man barfuß ist, kann man normalerweise ähnlich gut mit den Zehen greifen wie mit der Hand. Im Schuhwerk wird diese Greifbewegung auf ein Minimum reduziert. Ebenso wie die großen Muskeln, die wir an der Hautoberfläche spüren können, sind auch die kleinen, feinen, tiefer gelegenen Muskeln von großer Bedeutung für unsere Füße. Diese kleinsten Muskeln vollführen Mikrobewegungen, um den Fuß zu stabilisieren und die Zehen bei ihrer Arbeit zu unterstützen. Doch wie im Fußball ist die „Mannschaft" immer nur so stark wie das schwächste Glied. Das bedeutet: Die Schwächung dieser kleinen Muskeln durch das Schuhetragen hat Auswirkungen auf die Gesamtkraft der Füße – besonders auf ihre Greiffunktion.

Problem Schuhgröße

Während man früher darauf vertrauen konnte, dass die in einem Schuh angegebene Größe wirklich stimmt und eine 40 auch wirklich eine 40 ist, fallen Schuhgrößen heutzutage so unterschiedlich aus, dass manch einer plötzlich vor dem Schuhregal mit der 41 oder 42 steht, weil die 40 einfach nicht mehr passt. Man ist damit kein Einzelfall! Der österreichische Sportwissenschaftler Wieland Kinz, der auch die oben genannte Kinderfußstudie durchführte, testete Schuhe, die er im Internet bestellt hatte, und fand heraus, dass die Innenlänge in neun von zehn Fällen zu kurz war. Das Problem: Es gibt zwar eine festgesetzte Norm für die Abweichung der Schuhgrößen, die Hersteller sind aber nicht verpflichtet, sich daran zu halten.

Sitzen statt schwitzen

Die meisten Menschen, die ich kenne, verbringen mehr als 50 Prozent des Tages im Sitzen – im Auto oder in der Bahn, im Büro und abends vor dem Fernseher. Aus der Forschung wissen wir mittlerweile, dass Sitzen für unseren Körper mindestens genauso schädlich ist wie Rauchen, und trotzdem schaffen es die wenigsten, ihren Lebensstil so zu verändern, dass es den Alltag nicht mehr dominiert. Dabei entstehen anatomische Probleme immer dann, wenn eine Verhaltensweise den über Jahrmillionen entwickelten Körperfunktionen widerspricht.

Unser Körper ist eine Hochleistungsmaschine. Und was tun wir mit ihm? Wir setzen ihn auf einen Stuhl oder auf ein Sofa. 10 000 Schritte am Tag sollte man mindestens machen, damit Stoffwechsel, Psyche und Bewegungsapparat angemessen gefordert werden. Wenn Sie ein Smartphone besitzen, können Sie ja einmal Ihre Schritte via App zählen. Wie weit sind Sie von dieser Zahl entfernt?

Besonders die Gesäßmuskulatur ist von der unzureichenden Auslastung betroffen. Aber auch andere Muskeln verkürzen, wenn wir sie zu wenig bewegen oder in einseitigen Stellungen halten. Durch permanentes Sitzen kommt es zum Beispiel zu einer Verkürzung der Hüft-Lenden-Muskulatur. Das hat deutlichen Einfluss auf die Hüftstreckung und die Schrittlänge, was sich wiederum auf die Zehen auswirkt. Und schon sind wir wieder bei den Füßen. Wer also meint, seine Füße zu schonen, wenn er viel sitzt, irrt gewaltig.

Absätze, Polsterungen und Versteifungen

Zum Thema Absatzschuhe habe ich schon einiges gesagt. Natürlich muss niemand auf hohe Schuhe verzichten. Ein Frauenfuß in einem hohen Schuh sieht elegant und schön aus. Mir geht es nur darum, Sie dafür zu sensibilisieren, dass es immer eine Frage des Maßes und eine Frage des Ausgleichs ist. Aber lassen Sie uns etwas genauer hinschauen, was passiert, wenn Sie hohe Schuhe tragen. Durch den erhöhten und/oder gepolsterten Absatz vergrößern sich automatisch Ihre Schritte. Das führt zu einer deutlicheren Streckung des Beins, wodurch die Bewegungskraft direkt über die Ferse auf den Boden beziehungsweise das Schuhwerk übertragen wird. Sie haben also einen sehr spitzen Fersendruck (den man bei Absatzschuhen deutlich hören kann), der im Anschluss in eine starke Abstoßbewegung über den Vorfuß übergeht. Der Druck auf das Großzehengelenk ist wesentlich höher, als wenn Sie kleinere Schritte machen würden.

Nicht weniger problematisch als Absätze ist die mittlerweile schon fast inflationäre Polsterung von Sportschuhen. Die meisten modernen Sportschuhe sind an der Ferse doppelt so dick wie vorne – mit der Begründung, die Stöße bei Geh- und Laufbewegungen abzufangen. Dabei ist in diesem Fall gut gemeint schlichtweg falsch, denn die Folgen dieser unnatürlichen Polsterung sind muskuläre Ungleichgewichte im Unterschenkel. Wie bei einem Absatzschuh verkürzt sich die Wade und die Schienbeinmuskulatur verkümmert. Außerdem verstärkt die Weichbettung die Pronationsbewegung des Fußes. Das heißt, der Fuß fällt deutlicher nach innen. Dadurch wird die Innenseite stärker belastet, was wiederum zu einem deutlich erhöhten Druck auf das Großzehengrundgelenk führt. Weil die Füße das Fundament der Aufrichtung bilden, können darüber hinaus in der Folge weitere Fehlfunktionen im gesamten Bewegungsapparat entstehen. Es ist wie bei einem Haus, das über einem maroden Fundament niemals sicher stehen kann.

Haben Sie sich schon einmal Gedanken darüber gemacht, warum die Füße kreisen können? Damit sie sich den natürlichen Bodenverhältnissen anpassen können. Unsere Füße sind auf alles vorbereitet. Auch darauf, ohne einen dicken, festen Bergschuh einen steilen Berg hinaufzuwandern. (Probieren Sie das aber bitte nicht aus, denn ich spreche von einem trainierten Fuß, und die wenigsten Füße sind trainiert – unter anderem auch deshalb, weil wir sie in dicke Bergschuhe stecken.) Selbst der Deutsche Alpenverein empfiehlt bereits für normale Wanderungen in den Mittelgebirgen feste, knöchelhohe Schuhe, die den Fuß vor dem Umknicken schützen sollen. Natürlich ist das ebenso wie beim Sportschuh gut gemeint. Aber es macht die Füße teilweise arbeitslos. Und nicht nur das. Durch die feste Schnürung kann sich der Fuß nicht mehr dem Boden anpassen. Die dicke Sohle verhindert, dass die Rezeptoren Unebenheiten wahrnehmen und melden. Wir stampfen relativ gefühllos herum und fühlen uns dabei selten sicher, weil wir uns nur auf die Augen verlassen können, nicht auf den Tastsinn der Füße.

Je höher der Absatz, desto mehr verlagert sich der Druck des Körpergewichts von der Ferse Richtung Ballen. Besonders die Zehengrundgelenke können dieser erhöhten Belastung nicht ausweichen.

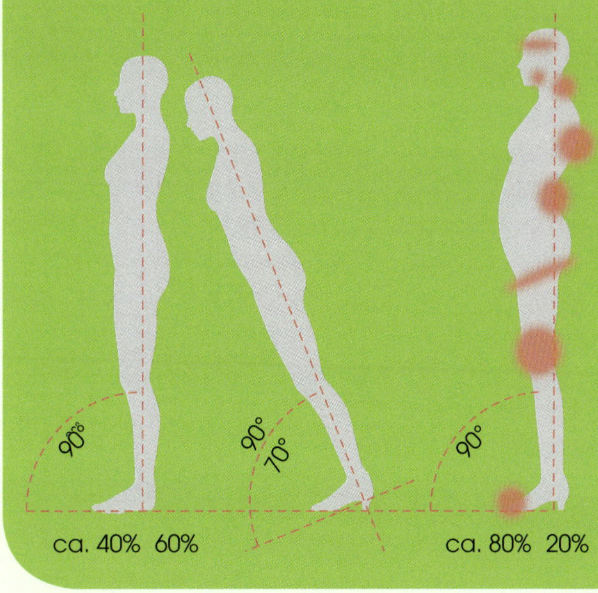

Kapitel 6
Maßnahmen für eine gesunde Großzehe

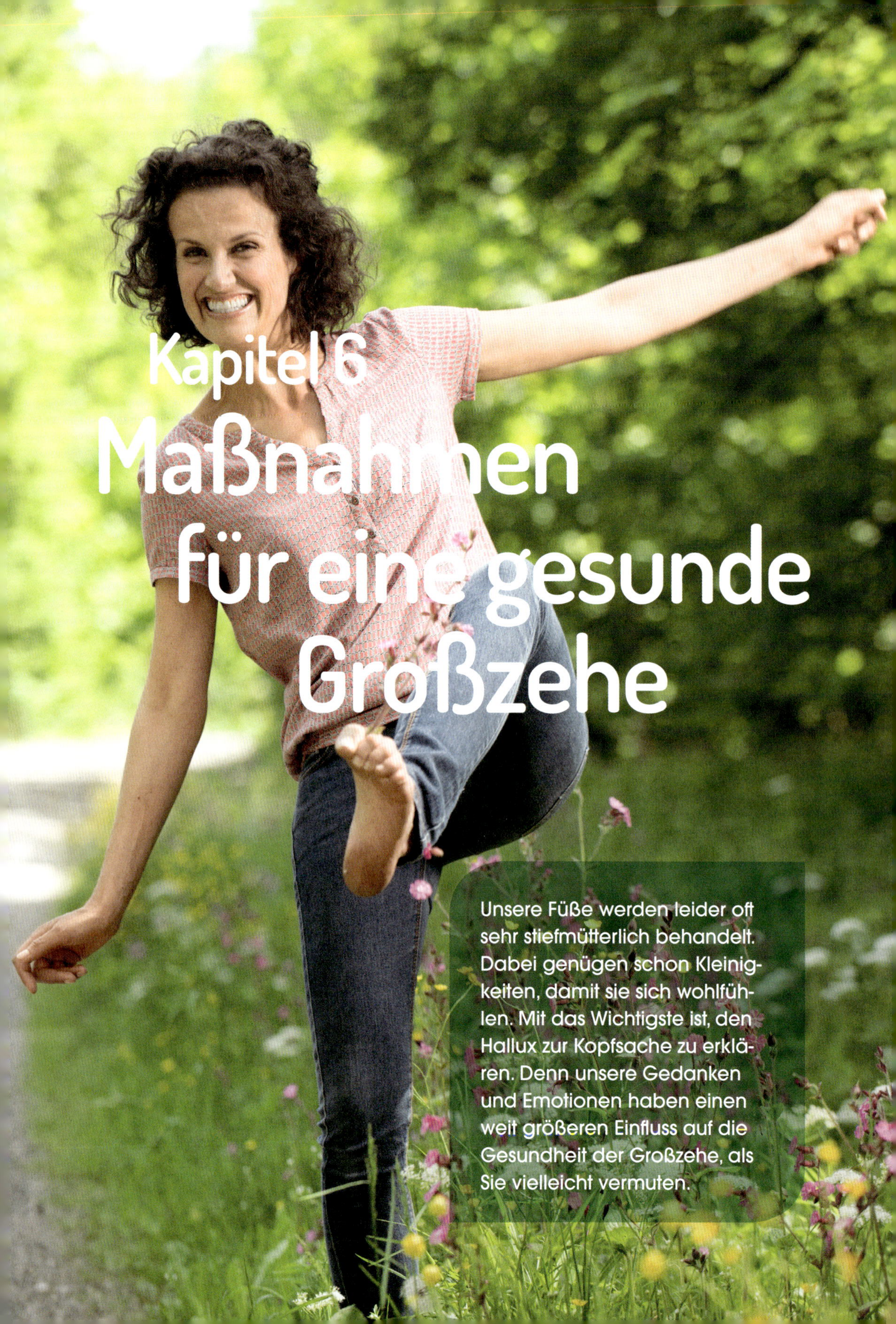

Unsere Füße werden leider oft sehr stiefmütterlich behandelt. Dabei genügen schon Kleinigkeiten, damit sie sich wohlfühlen. Mit das Wichtigste ist, den Hallux zur Kopfsache zu erklären. Denn unsere Gedanken und Emotionen haben einen weit größeren Einfluss auf die Gesundheit der Großzehe, als Sie vielleicht vermuten.

Dem Schmerz vorbeugen

Die Signale des Körpers

Natürlich steht an erster Stelle die Frage, wie sich die Ausbildung von Hallux-Problemen generell verhindern lässt. Der einfachste Rat, den ich Ihnen diesbezüglich geben kann: Schenken Sie Ihren Füßen mehr Aufmerksamkeit! Das klingt banal, ist es aber nicht. Denn die meisten Fußschäden können nur dadurch entstehen, weil wir die kleinen Signale missachten, die uns der Körper immer wieder sendet. Besonders wenn die Füße auf den ersten Blick eigentlich ganz gesund aussehen und Sie noch nicht von Hallux-Problemen geplagt werden, ist es wichtig, achtsam zu sein.

Je eher Sie auf die folgenden Anzeichen reagieren, umso geringer ist die Wahrscheinlichkeit, dass sich der Zustand verschlechtert. Mögliche Signale sind:

- Hornhaut an den Vorfüßen, entlang der Innenlinie des Großzehs und des Großzehengrundgelenks, am Kleinzeh und an den Zehenspitzen,
- geschädigte verfärbte Zehennägel,
- eingewachsene Zehennägel,
- Druckstellen auf den Zehengelenken,
- verdrehte, verbogene Zehenstrahlen (man kann im Stand die Zehennägel nicht mehr so gut sehen, wie bei Krallen- oder Hammerzehen),
- ab und an stechende, brennende Symptome an der Fußsohle,
- Fersensporn oder sogar Achillessehnenprobleme.

Neben den Übungen, die Sie im letzten Kapitel dieses Buches finden, möchte ich Ihnen auf den nachfolgenden Seiten noch ein paar weitere Maßnahmen für eine gesunde Großzehe ans Herz legen. Sie haben sich in meiner Praxis immer wieder bewährt, Füße und Körper bei der Regeneration zu unterstützen. Versuchen Sie, so viele wie möglich davon regelmäßig in Ihren Alltag zu integrieren.

Die Füße reinigen und entgiften

Sie kennen das sicher: Sie kommen nach einem langen, vielleicht auch anstrengenden Spaziergang im Sommer nach Hause, ziehen Ihre Schuhe aus und merken, dass Ihre Socken oder die Füße im Schuh zwar feucht sind, also schwitzen, aber überhaupt nicht riechen. Auf der anderen Seite kennen Sie bestimmt auch die Situation, dass nach einer Prüfung oder einem aufregenden Gespräch die Achseln feucht sind und Sie das Gefühl haben, möglichst schnell das T-Shirt oder Hemd wechseln zu müssen, weil es ziemlich unangenehm riecht. Wodurch unterscheiden sich diese beiden Arten des Schwitzens und was hat das mit Hallux-Problemen zu tun?

Bei jeder körperlichen Bewegung entsteht Wärme. Um die Körpertemperatur aufrechtzuerhalten, wird daher über die sogenannten kleinen Knäueldrüsen geruchloser Kühlungsschweiß abgegeben. Wir schwitzen jedoch auch bei Angst oder innerem Stress – hier vermehrt unter den Achseln, im Schritt, in den Handflächen oder an den Füßen. Dieser Schweiß ist nicht zum Kühlen da, sondern ein Relikt aus der Urzeit. Er dient als „duftendes" Kommunikationsmittel. Die Flüssigkeit, die in so einem Fall über große Schweißdrüsen abgegeben wird, enthält Fette, Proteine und Aminosäuren. Bakterien lieben diesen Schweiß, können jedoch nicht alles davon verwerten. Und das, was am Ende übrig bleibt, ist das, was uns in die Nase sticht. Vor allem bei emotionalem Stress macht sich der Geruch bemerkbar. Trotzdem riechen einige Menschen mehr, andere weniger.

Neben den Achseln unterstützen die Füße den Körper äußerst effektiv bei der Ausscheidung von Schweiß. Und sie schwitzen natürlich mehr, weil sie im Schuh stecken und stark strapaziert werden. Die Chinesen bezeichnen die Füße schon immer als „die zwei weiteren Nieren unseres Körpers".

Weil die Füße im Schuh fast immer feucht sind, werden über die dort sitzenden Schweißdrüsen deutlich mehr Abbauprodukte abgegeben als über die Achseln. Dazu kommt: Im Schuh wird der Fußschweiß zunächst an die Strümpfe und Socken weitergeleitet, wo er sich sammelt. Im warm-feuchten Klima vermehren sich die Bakterien schnell und der Abbauprozess – besonders von Keratin (Hornsubstanz) – verursacht den leichten bis intensiven Geruch. Um diesen loszuwerden, eignen sich spezielle Fußbäder. Sie öffnen die Hautporen und ermöglichen einen Austritt von Abbauprodukten und Giftstoffen wie Schwermetallen.

Menschen, die unter starker Anspannung stehen, unter Unsicherheiten oder Ängsten leiden – was bei Hallux-Betroffenen oft der Fall ist –, sowie Menschen, die regelmäßig Alkohol, Kaffee oder Nikotin konsumieren, reizen damit das vegetative Nervensystem. Zur Erinnerung: Das Vegetativum dient seit jeher dazu, uns wach und fluchtbereitet zu halten. Wird das vegetative Nervensystem unablässig angesprochen, sorgt das für eine dauerhafte Grundspannung, sodass diese Menschen nicht nur normalen Schweiß über die Füße absondern, sondern zusätzlich noch „Anspannungsschweiß".

Zwei Dinge sind darum wichtig:

- Entgiften Sie Ihre Füße regelmäßig, damit das Gelenk weniger belastet ist.
- Sorgen Sie für genügend Ausgleich, um das vegetative Nervensystem durch Entspannung zu entlasten.

Fußbäder mit Essig

Ein gutes Milieu für die Großzehe und das Gelenk schaffen Sie, indem Sie Ihre Füße regelmäßig in Essigwasser baden. So ein Bad entgiftet, remineralisiert und sorgt für weiche Haut (es ist übrigens auch für die Hände geeignet). Es regt die Ausscheidung von Lymphschlacken an und verbessert sie, macht die Haut geschmeidig und unterstützt die Heilung von Fußpilz und Warzen.

Kaufen Sie naturreinen Obstessig, mischen Sie ihn im Verhältnis 1 : 2 oder 1 : 3 mit Wasser und erwärmen Sie dieses Essigwasser im Anschluss auf 38 bis 40 Grad Celsius. Geben Sie die Mischung in eine Fußbadeschüssel oder eine kleine Wanne und baden Sie Ihre Füße für circa 10–15 Minuten darin. Anschließend spülen Sie sie kurz mit klarem Wasser ab und reiben sie dünn mit hochwertigem Olivenöl ein und schlüpfen in Socken oder Strümpfe.

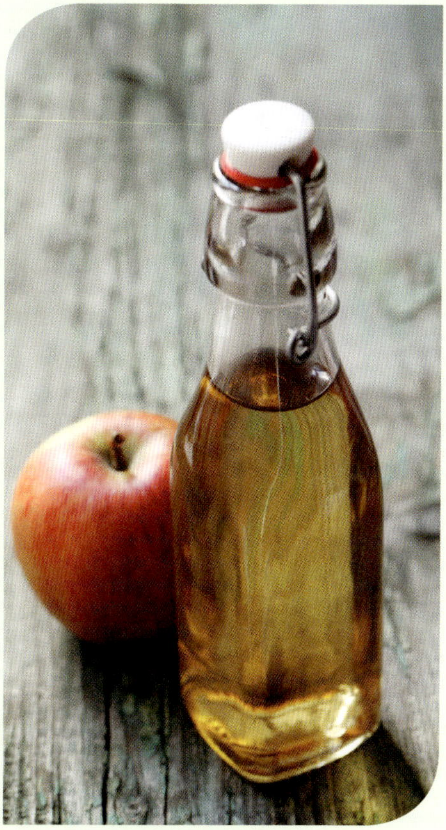

Wiederholen Sie das Fußbad an insgesamt 8 Tagen einmal täglich, lassen Sie dabei nach dem vierten Tag drei Tage Pause (4-3-4), bevor Sie es erneut vier Tage lang anwenden. Da Essig antiseptisch ist, können Sie das Essigwasser dabei mehrfach benutzen. In der ersten Woche wechseln Sie es nach zwei Tagen, in der zweiten Anwendungswoche genügt es, das Fußbad nach vier Anwendungen neu anzusetzen. Bewahren Sie es bis zur nächsten Anwendung einfach in einem abgedeckten Topf auf.

Nach den elf Tagen machen Sie mindestens sechs Wochen Pause.

Wenn Sie Ihre Füße regelmäßig in Essigwasser baden, werden Sie spüren, dass sich Gelenk, Bindegewebe und Füße verändern. Frei von Belastungen hat der Fuß nämlich speziell im Großzehengrundgelenk die Möglichkeit, sich viel besser zu regenerieren. Außerdem wird die Muskulatur aufgrund des basischen Milieus weicher, was dazu führt, dass weniger Belastung auf dem Gelenk liegt.

Wichtig: Wenden Sie bei Herz-Kreislauf-Erkrankungen, offenen Füßen oder Fußstellen, bei Schwellungen, starken Venenproblemen sowie in der Schwangerschaft das Fußbad nicht beziehungsweise nur nach Rücksprache mit Ihrem Arzt oder Therapeuten an.

Entlastung der starken Muskeln, damit die kleinen arbeiten können

Durch einseitige und eingeschränkte Bewegungsmöglichkeiten (etwa durch Schuhwerk) setzt der Körper beim Gehen nur noch circa ein Drittel der vorhandenen Fußmuskulatur ein – in der Regel große, starke Muskeln.
Wenn aber auch diese kräftigen Muskeln aufhören zu arbeiten, wird der Fuß unbeweglich und schmerzt bei jedem Schritt. Der Grund dafür: Sind die umgebenden großen Muskelketten allzu sehr verspannt, können die kleinen Muskeln, die unter ihnen liegen und eigentlich die Beweglichkeit der Füße regulieren, nicht arbeiten. Was ist in diesem Fall zu tun?

Im Prinzip ist es recht einfach, das Gleichgewicht wiederherzustellen: Sie müssen lediglich die überforderten Muskeln entlasten und im Gegenzug die kleineren unterforderten Muskeln fördern – zum Beispiel indem Sie mithilfe von Faszienrollen, Tennisbällen oder mit den Händen die großen anzusteuernden Muskelketten manuell lockern und lösen. Die kleinen Muskeln (autochthone Muskulatur), etwa die zwischen den Zehenstahlen, lassen

Gesunder Schlaf

Während Sie schlafen, kann sich der Körper regenerieren und die Muskulatur kann sich entspannen. Ist der Schlaf über einen längeren Zeitraum gestört, wachen Sie also nachts häufig auf oder liegen Sie stundenlang wach, verkürzt sich diese Regenerationsphase. Leider ist die Muskelverkürzung gerade bei einer Hallux-Problematik erfahrungsgemäß deutlich, zum Beispiel im Zehenzwischenbereich, im Bereich des Muskelansatzes an der Basis des Großzehs oder des vorderen Schienbeinmuskels. Entspannung wäre hier eine wichtige Heilungsgrundlage für die Großzehe.

sich dagegen nicht willentlich ansteuern. Eine Möglichkeit, sie zu fördern, sind Übungen mit geschlossenen Augen.

Vielleicht haben Sie schon mal versucht, auf einem Bein zu stehen, und gemerkt, wie wackelig das ist. Wenn Sie genau hinspüren, werden Sie schnell wahrnehmen, dass Ihr Fuß sehr vielseitig und schnell reagieren muss und dass diese Übung ziemlich schnell anstrengend wird, weil die „Meldung" der Augen fehlt.

Bei einem trainierten Menschen läuft die Reiz-Reaktions-Kette sehr schnell ab. Die Augen melden, der Sinnesreiz wird weitergeleitet, verarbeitet, als Informationsreiz zurückgesendet und die Muskeln im Fuß reagieren. Ist man untrainiert, läuft diese Kette meist zu langsam ab und das Einbeinstehen mit geschlossenen Augen wird schon nach zwei bis fünf Sekunden abgebrochen. Trotzdem meine Bitte: Üben Sie es immer wieder, denn Ihre kleine Fußmuskulatur wird dadurch maximal gefordert und somit trainiert.

Prävention von Anfang an

Viel besser, als irgendwann die sprichwörtliche Kuh vom Eis zu holen, ist es natürlich vorzubeugen, damit ein Hallux-Thema erst gar nicht entsteht oder zumindest hinausgezögert wird.

Bei Kindern ist die Fußwölbung zunächst knorpelartig, erst im sechsten bis siebten Lebensjahr wird sie zu fester Knochenstruktur. In dieser Zeit spielen die Muskeln eine besondere Rolle, denn sie beeinflussen durch ihre Arbeit die Stellung der Knochenstruktur.

Das Training der Fußmuskulatur beginnt im Grunde bereits in der Kriech- und Krabbelphase. Möchten Eltern, dass ihre Kinder schnellstmöglich gehen oder stehen, verhindern sie damit die langsame Kräftigung der Muskulatur und die sukzessive Anpassung der Knorpel an die zunehmende Muskelkraft, die sie brauchen, um das Körpergewicht auf den Füßen halten zu können. Wer hier „am Gras zieht", stört die physiologische Entwicklung des Fußes.

Schon an dieser Stelle kann es zu einer Diskrepanz zwischen der Tragfähigkeit des Fußes und dem Körpergewicht kommen. Ist die Last zu groß, fällt das sich entwickelnde Fußgewölbe ein. Damit wird die Grundlage für einen Knickfuß geliefert und die Voraussetzungen für einen mechanisch erzeugten Hallux valgus sind vorprogrammiert.

Lassen Sie daher Kinderfüßen Zeit, sich zu entwickeln. Es ist ganz egal, ob das Nachbarkind schon gehen kann. Viel wichtiger ist, dass die Füße Ihres Kindes die Chance haben, gesund zu wachsen.

Wöchentliche Kontrolle der Füße

Vergeht bei Ihnen ein Tag, an dem Sie nicht wenigstens einmal in den Spiegel schauen? Ich denke nicht. Der tägliche Blick in den Spiegel – sei es morgens beim Zähneputzen oder beim Rasieren, sei es abends beim Waschen – ist ein Ritual. Und völlig unabhängig davon, ob wir von unserem Anblick verzückt sind oder nicht, nehmen wir Veränderungen ziemlich schnell wahr. Hier ein Fleck, dort eine kleine Irritation – und schon wird etwas dagegen unternommen.

Unsere Füße haben da weniger Glück, denn wir schauen sie im Vergleich zum Gesicht viel seltener an. Meist werden morgens schnell die Socken übergestülpt und dann erst abends kurz vor dem Zubettgehen oder Duschen wieder ausgezogen. Wann haben Sie das letzte Mal Ihre Füße von unten angeschaut? Oder sich überhaupt die Zeit genommen, sie intensiv zu betrachten? Zu sehen, wie sie sich verändert haben? Zu fühlen, wie die Haut beschaffen ist, wo harte Stellen sind, wo es beim Anfassen vielleicht sogar wehtut? Ich rate Ihnen, Ihren Füßen genauso viel Aufmerksamkeit zu schenken wie Ihrem Gesicht. Nehmen Sie sich einen Kosmetikspiegel zur Hand und schauen Sie Ihre Fußsohlen an. Prüfen Sie, ob es Hornhaut, Hühneraugen, schwarze Punkte (diese können auf eine Warze hinweisen) oder andere Auffälligkeiten gibt. Ist die Großzehe an der Seite weich oder durch Hornhaut rau und hart? Was machen die Zehenrückseiten? Gibt es rote Stellen, Schwielen, Druckstellen? Sind die Nägel einwandfrei, gerissen oder gelblich? Ist das Nagelbett entzündet und rötlich?

Sollte Ihnen etwas auffallen, das Ihrer Meinung nach nicht „normal“ ist, beobachten Sie die Situation kritisch und versuchen Sie bei bleibenden Auffälligkeiten, die Ursache herauszufinden. Gelingt Ihnen dies nicht, lassen Sie sich professionell beraten, anstatt durch Fußpflege nur die Symptome zu beseitigen. Denken Sie immer daran, dass es einen Grund hat, wenn sich zum Beispiel an einer Stelle Hornhaut bildet. Und dass, wenn Sie der Ursache nicht auf den Grund gehen, aus der Hornhaut irgendwann ein weit größeres Problem entstehen kann.

Abwechslungsreiche Körperhaltung

Nichts schadet dem Körper mehr als übermäßige Einseitigkeit – ganz egal, ob wir zu viel sitzen, zu viel stehen oder zu viel gehen. Die Großzehe drückt dies irgendwann durch ihre eingeschränkte Beweglichkeit und ihre Schieflage aus. Um den Füßen und damit auch der Großzehe und dem Gelenk die Möglichkeit zu bieten, sich zu regenerieren, sollte daher wie auch in anderen Fällen folgende Prämisse gelten: Entlastung durch Vielseitigkeit.

Trinken Sie viel

Ihre Füße müssen über ein gesundes Bindegewebe, eine gute Auflagefläche zur Stützung des Körpergewichts und eine gute Durchblutung verfügen. Dazu braucht es genügend Flüssigkeit, die den Stoffwechsel in den Fußzellen auf einem gesunden Niveau hält.

Da Hallux-Probleme gleichzeitig Ursache und Folge einer starken Belastung der Vorfußgelenke durch schwache und/oder einseitige Muskelarbeit in den Beinen und Füßen sind, fallen im Bindegewebe deutlich mehr Abbauprodukte an als bei einem gesunden Fuß. Daher ist es noch wichtiger, dass Sie viel trinken, am besten stilles, hochwertiges Wasser. Trinken Sie aber nicht alles auf einmal, sondern über den Tag verteilt. Ihr Körper kann in einer Viertelstunde nämlich nur circa einen Viertelliter Wasser aufnehmen. Ein bekannter ayurvedischer Arzt hat einmal zu mir gesagt: „Trinken Sie wie ein Vögelchen: kleine Schlucke, aber regelmäßig."

Beginnen Sie mit neuen Bewegungsmustern, die Sie leicht in Ihren Alltag integrieren können. Führen Sie zum Beispiel gewohnte Bewegungen einmal mit der anderen Hand aus. Versuchen Sie es, auch wenn es sich zu Beginn seltsam anfühlt. Putzen Sie die Zähne mit links, wenn Sie Rechtshänder sind – und als Linkshänder mit rechts. Öffnen Sie Flaschen mit derjenigen Hand, mit der Sie es normalerweise nicht tun. Werfen Sie das Stöckchen oder den Ball für Ihren Hund mit der anderen Hand oder schießen Sie beim Fußballspielen mit dem anderen Bein. Steigen Sie auf der anderen Seite aus dem Bett, schmieren Sie Ihr Frühstücksbrot mit der anderen Hand oder stecken Sie den Schlüssel mit der anderen Hand ins Schloss. Auch wenn Ihnen das jetzt albern vorkommt: Solche kleinen Abwechslungen trainieren Ihr Gehirn und Ihren Körper und Sie verabschieden sich mit ihnen von einseitigen Muskelbelastungen.

Ich bin ziemlich sicher, dass Ihnen selbst noch ein paar Alltagsbewegungen einfallen, die sich mit der anderen Hand, dem anderen Bein oder Fuß ausführen lassen. Machen Sie ein Spiel daraus. Üben Sie mit Freude. Das bringt am meisten.

Noch ein Punkt: Bei vielen Hallux-Betroffenen knickt der Fuß nach innen ein. Darum ist es gut, wenn Sie beim Gehen ab und an bewusst und spielerisch den Fersenauftritt verändern.

Stressvermeidung

Der Begriff „Stress" ist meist negativ besetzt: zu viel Arbeitsdruck, zu viele Verpflichtungen im Privat- oder Berufsleben, zu wenig Urlaub und Erholung. Manchmal ist sogar die Freizeit Stress, weil wir unter Druck stehen, irgendetwas „Sinnvolles" zu tun. Dazu kommen vielleicht Auseinandersetzungen mit den Kindern, den Eltern oder dem Partner. All diese Faktoren bezeichnet man als negativen Stress oder Disstress. Daneben gibt es den Eustress, den guten Stress – Herausforderungen, die zwar schwierig sein können, uns jedoch nicht belasten.

Aber egal ob Dis- oder Eustress: Stress bedeutet immer, dass wir zunächst aus dem Gleichgewicht geraten. In Stresssituationen werden über die Nebennieren vermehrt Hormone wie Adrenalin und Cortisol produziert. Das hat zur Folge, dass der Blutdruck steigt und das Blut aus den weniger wichtigen Körperarealen in die wichtigen verteilt wird. Unser Körper schaltet in den wachen Alarmmodus – könnte ja sein, dass wir fliehen müssen. Das kommt noch aus der Zeit, als es überlebensnotwendig war, schnell die Flucht ergreifen oder kämpfen zu können.

Heute sind wir solchen Gefahrensituationen kaum mehr ausgesetzt. An die Stelle von Witterungseinflüssen und wilden Tieren sind jedoch andere Faktoren getreten, die dasselbe Reaktionsmuster hervorrufen. Angst vor Arbeitsplatzverlust, Terrorgefahr oder einfach nur Lärm- und Lichtverschmutzung sind eindeutige Stressfaktoren, die uns permanent in Alarmbereitschaft versetzen.

Gestresste Menschen empfinden ihre Lebenssituation als überaus anstrengend. Sie haben Schwierigkeiten damit, Bewältigungsstrategien zu entwickeln oder sie überhaupt erst zu erkennen. Sie fühlen sich dem Leben oft nicht gewachsen und fürchten gleichzeitig negative Konsequenzen für die eigene Gesundheit, die Leistungsfähigkeit oder auch für den sozialen Status. Ein wirkliches Gesundheitsrisiko wird Stress immer dann, wenn er permanent das Leben bestimmt und die Anspannungsphasen zu selten durch entspannende Situationen entschärft werden. Wann dieser Punkt erreicht ist, ist individuell verschieden. Denn wie Stress auf uns wirkt, hängt nicht nur von der Dauer, der Belastungsdichte und der Häufigkeit ab, sondern auch vom persönlichem Empfinden. Stress ist deshalb meist auch kein körperliches Schwächephänomen, sondern ein geistig-seelisches, das sich erst später, wenn es dauerhaft wird, in körperlicher Schwäche äußert.

Gerade als Hallux-Betroffener profitieren Sie von regelmäßigen Ruhephasen. Allerdings ist auch hier das Maß entscheidend: Zu viel Ruhe schadet wieder, denn Ihre Füße brauchen die Bewegung. Suchen Sie nach einer Möglichkeit, wie Sie wirklich entspannen können, und nutzen Sie diese, so oft Sie können. Ihre Großzehe profitiert davon, wenn Sie Ihre Batterien immer wieder aufladen.

Sonstige Hilfsmittel

Hier eine Auflistung passiver Hilfsmittel, die Ihnen das Gehen und damit auch das Leben erleichtern können:

- **Sensomotorische Sohlen:** Um den Fersenauftritt ab und an zu verändern, bieten sich individuell angepasste sensomotorische Sohlen an. Sie werden unter anderem von Sportorthopäden, orthopädischen Schuhtechnikern und professionellen Laufsportfachgeschäften angefertigt.
- **Kleine Weichpolster:** Die sogenannten weichen Pelotten empfehlen sich temporär oder bei anstehender hoher Fußbelastung, etwa bei geplanten Wanderungen oder langen Nordic-Walking-Strecken. Sie werden auf die Schuhinnensohle geklebt oder mit dünnem Klett befestigt.
- **Abrollhilfen vom Schuster:** Wenn das Gelenk nicht mehr so beweglich ist: in die Schuhsohle einbauen lassen.
- **Entlastungspolster, Gelpolster unter den Vorfuß:** Sie schützen das Großzehengrundgelenk vor Überlastungsreaktionen durch Bodenstöße. So wird es trotz dünner Sohlenhaut weniger beeinträchtigt und Knochenhautreizungen an den Gelenken und den Sesambeinchen werden vermindert.
- **Zehenschlauch, Zehenkappen, Korrekturbandagen:** Durch diese kleinen Hilfsmittel werden Druckstellen an den Zehen infolge von Zehenkrümmungen gemindert. Allerdings nur eine kurzfristige Entlastung, keine Dauerlösung!
- **Zehenorthesen:** Wenn die Großzehe über oder unter die zweite Zehe rutschen möchte, kann ein Podologe Zehenorthesen aus Silikon individuell an die Zehenstellung anpassen. Hier ist wichtig, dass Sie die Hilfsmittel nur in Schuhen tragen, die weder Vorfuß noch Zehen einengen, im Vorfußbereich also sehr breit sind.
- **Stümpfe und Socken austauschen:** Ersetzen Sie oft gewaschene und „eingelaufene" Exemplare gegen deutlich weitere, neue.
- **Filzgleiter für Stuhlbeine:** Sie beeinflussen die Sensomotorik des Fußes und entlasten die Großzehe und das Gelenk durch eine nach außen neigende Ferse beim Auftritt. Einfach auf die Schuhinnensohle kleben, zum Beispiel am äußeren Fersenrand.

86

Veränderung beginnt im Kopf

Sie wollen eine gesunde, gerade Großzehe? Dann beginnen Sie nicht am Fuß, sondern im Kopf. Die betroffene Skelettmuskulatur arbeitet schließlich nicht autonom, also unabhängig, sondern gilt als sogenannte Willkürmuskulatur. Das heißt, Sie können sie durch Ihre Gedanken steuern. Leider wird dieser interessante Aspekt viel zu selten beachtet. Dabei ist er meiner Meinung nach der zentrale Schlüssel für eine erfolgreiche Hallux-Therapie.

Es gibt ein wunderbares Zitat des französischen Schriftstellers und Piloten Antoine de Saint-Exupéry: „Wenn du ein Schiff bauen willst, dann trommle nicht Männer zusammen, um Holz zu beschaffen, Aufgaben zu vergeben und die Arbeit einzuteilen, sondern lehre die Männer die Sehnsucht nach dem weiten, endlosen Meer." Auch Sie brauchen ein konkretes Ziel: das Bild einer geraden, vitalen Großzehe. Und damit Ihr Körper weiß, dass er den Hallux verändern soll, müssen Sie ihm genau dieses klare, positive Bild vermitteln. Selbst wenn es in Ihrer gegenwärtigen Situation noch so abwegig oder sogar absurd erscheinen mag: In Ihrer Vorstellung müssen Sie Ihre gesunde, vitale, gerade Großzehe sehen. Lassen Sie Ihren Körper die starke Sehnsucht nach einem leichten, unbeschwerten, schmerzfreien Gang mit einem gesunden Fuß spüren. Ohne diese positive Vorstellung können Sie keine nachhaltige zufriedenstellende Veränderung erwarten. Ihr Körper liefert Ihnen genau das, was Sie sich vorstellen.

Meiner Erfahrung nach haben die meisten Hallux-Patienten ein unglaublich schlechtes Bild von ihren Füßen. Sie behandeln sie wie einen ungeliebten Verwandten – manchmal sogar voller Abscheu und regelrechtem Hass. Überlegen Sie einmal, was das in Ihrer Seele bewirkt.

Dazu fällt mir noch eine sehr schöne Geschichte ein. Eines Abends erzählte ein alter Cherokee-Indianer seinem Enkelsohn am Lagerfeuer vom Kampf, der in jedem Menschen tobt: „Mein Sohn, der Kampf wird von zwei Wölfen ausgefochten, die in jedem von uns wohnen. Einer ist böse. Er ist der Zorn, der Neid, die Eifersucht, die Sorgen, der Schmerz, die Gier, die Arroganz, das Selbstmitleid, die Schuld, die Vorurteile, die Minderwertigkeitsgefühle, die Lügen, der falsche Stolz und das Ego. Der andere ist gut. Er ist die Freude, der Friede, die Liebe, die Hoffnung, die Heiterkeit, die Demut, die Güte, das Wohlwollen, die Zuneigung, die Großzügigkeit, die Aufrichtigkeit, das Mitgefühl und der Glaube." Der Enkel dachte einige Zeit über die Worte seines Großvaters nach und fragte diesen dann: „Welcher der beiden Wölfe gewinnt?" Der alte Cherokee antwortete ihm: „Der, den du fütterst."

Genau so ist es: Wenn Sie die Vorstellung nähren, dass Ihr Hallux-Problem sich nie verändern wird, wenn Sie glauben, dass Ihre Füße hässlich sind, dann werden die meisten Ihrer Bemühungen ins Leere laufen. Es ist, was man glaubt.

Aber auch wenn Sie sich mit der Vorstellung einer geraden, vitalen Großzehe anfreunden, werden Sie feststellen müssen, wie schwer es fällt, dieses Bild zu imaginieren und vor allem zu halten. Das ist eine ganz normale Reaktion. Sie können ja mal probieren, sich vor den Spiegel zu stellen und Ihrem Spiegelbild „Ich liebe dich" zu sagen. Vermutlich werden Sie sich dabei recht albern vorkommen. Warum das so ist? Weil wir es einfach nicht gelernt haben, uns selbst anzuerkennen und zu lieben. Die wenigsten von uns wurden zur Selbstliebe erzogen.

Was das mit Ihrem Hallux-Problem zu tun hat? Sehr viel. Ich bin überzeugt, dass Sie sich – was Ihre Füße betrifft – jahrelang auf das Negative und den Schmerz konzentriert haben, vermutlich verbunden mit dem Wunsch, dass das Problem sich bitte nicht noch verschlimmern soll. Aber wie die Geschichte des alten Cherokees zeigt: Es wächst das, worauf wir uns konzentrieren.

Natürlich wäre es zu viel zu behaupten, Ihre Großzehe wäre nur schief, weil Sie Ihre Füße nicht mögen. Aber meine jahrelange Erfahrung zeigt: In dem Moment, in dem die Klienten ihre Einstellung ändern, bewegt sich etwas – während sich dort, wo die Sicht weiter auf das Problem statt auf die Lösung fixiert bleibt, nichts verändert. Unsere Gedanken sind nun einmal eng mit der Realität verknüpft. Aus fusskartographischer Sicht ist es wenig nachhaltig, wenn Sie sich bei einem Hallux-Problem Einlagen verschreiben lassen, zur Fußmassage gehen, die Fußreflexzonen behandeln lassen oder therapeutische Fußgymnastik machen, solange Sie keine positive Vorstellung von dem haben, was Sie erreichen wollen.

Was heißt das nun konkret? Konzentrieren Sie sich auf die entsprechende Zehe, also die Partie, die Sie verändern wollen. Dann müssen Sie wissen, in welche Richtung Sie die Zehe verändern wollen. Nach innen oder nach außen, nach oben oder nach unten? Wenn Sie sich entschieden haben, müssen Sie über die Nervenbahnen den Muskel ansprechen. Nur so können die entsprechenden Kräfte entstehen, die das Gelenk beziehungsweise die Großzehe in die richtige Richtung hineinbringen. Ohne diese Vorstellung ist keine nachhaltige, zufriedenstellende Veränderung zu erwarten.

Wer meint, es bräuchte einen Kraftakt, um die Großzehe aus ihrer jetzigen Stellung wieder in eine gesunde Position zu bringen, irrt. Denn der Kraftreiz

Reize setzen

TEST

Damit sich die starre und verhärtete Muskulatur rund um die Großzehe verändert, müssen zwei Reize gesetzt werden:

Der Kraftreiz gibt dem angesteuerten Muskel den Impuls, tätig zu werden. Setzen Sie sich auf einen Stuhl und strecken Sie die Beine von sich, indem Sie die Fersen auf den Boden stellen oder die Füße erhöht lagern. Nun spreizen Sie die Zehen so weit wie möglich auseinander. Das sollte relativ einfach sein, denn Sie setzen hier einen Kraftreiz. Sie schicken einen Gedanken an die Fußmuskulatur, dass sie arbeiten soll. Damit wird der Muskel verkürzt und dick und spreizt die Zehen.

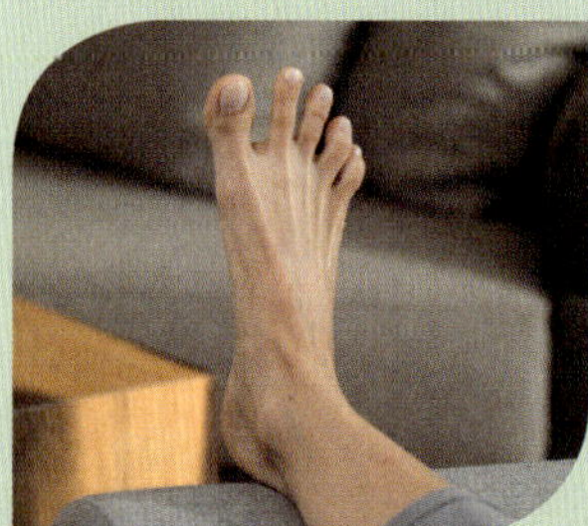

Möchten Sie, dass sich die Großzehe nicht nur bewegt, sondern auch in eine für Sie wünschenswerte Stellung „wandert", braucht es zusätzlich noch einen Wegereiz („Richtungsanweisung").

Sie setzen den Wegereiz, indem Sie in derselben Position versuchen, die gespreizten Zehen gegeneinander zu einem Spitzfuß zusammenzudrücken. Dabei dürfen Sie – und das ist wichtig – die Zehen nicht nach unten krallen. Sie sollen auf einer Ebene bleiben.

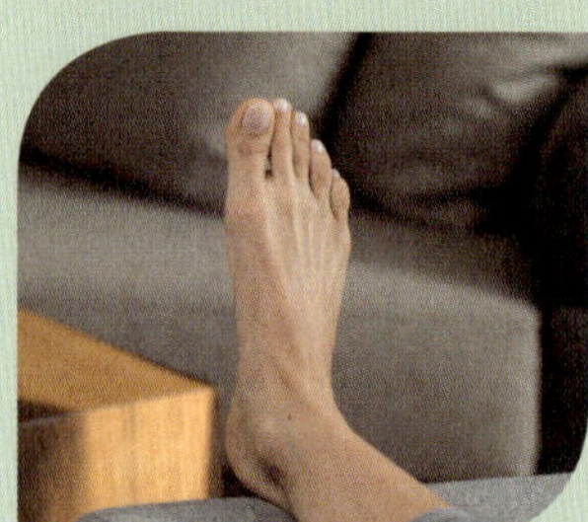

Sie werden merken, dass dies schon nicht mehr ganz so einfach ist, vielleicht gelingt es sogar überhaupt nicht. Höchstwahrscheinlich haben Sie nämlich noch nie versucht, diese Bewegung bewusst über Ihren Kopf zu steuern. Dementsprechend ist die Fußmuskulatur nicht darin geschult. Versuchen Sie es weiter: Übung macht den Meister!

führt nur zu einer weiteren Verkürzung und Verhärtung der Muskulatur und zieht die Großzehe eventuell sogar noch weiter in die falsche Richtung. Gerade das soll nicht geschehen, die Zehe soll ja wieder beweglicher werden. Das erreichen Sie nur durch die Verlängerung des Muskels. Und diese Verlängerung müssen Sie sich gedanklich vorstellen können.

Konzentrieren Sie sich immer wieder auf das Ziel, das Sie gerne irgendwann erreichen wollen. Dadurch schicken Sie entsprechende Reize an die unterforderten und schwachen Regionen.

Die Heilkraft der Emotionen

Aus der Neurobiologie weiß man, dass wir immer dann am besten lernen, wenn wir es mit Freude und Begeisterung tun und für eine Sache brennen. Genauso weiß man, dass negative Emotionen Stress erzeugen und unseren Körper schwächen können. Sie kennen das sicher auch aus Ihrem Alltag: Der selbst auferlegte Zwang, all den scheinbaren Verpflichtungen nachzukommen, die Angst, nicht perfekt zu sein und deshalb nicht geliebt, gemocht oder anerkannt zu werden, zieht uns buchstäblich herunter. Das lässt sich übrigens anhand des Hormonspiegels im Körper ganz genau nachweisen. Weitere Risikofaktoren sind auch Depressionen, Einsamkeit, Feindseligkeit, mangelndes Selbstwertgefühl, Ängste, ständig unterdrückte Wut und chronisches Schwarzsehen.

„Emotionen regeln nicht nur unsere mentalen, sondern auch unsere körperlichen Zustände", so Professor Lauri Nummenmaa von der Aalto University im Fachjournal *Proceedings of The National Academy of Sciences*. „Auf diese Art werden wir darauf vorbereitet, schnell auf Gefahren reagieren zu können – genauso wie auf sich bietende Möglichkeiten wie soziale Interaktionen. Ein Bewusstsein für die Übereinstimmung körperlicher Veränderungen könnte demnach also auch zu einer unmittelbaren emotionalen Reaktion wie etwa einem Glücksgefühl führen."

Ängste, negative Gefühle und Gedanken schwächen den Körper, insbesondere die Abwehrkräfte. Viele Krankheiten – das merke ich in Bezug auf die Fußgesundheit und Hallux-Probleme auch in meiner Praxis – gehen auf das Konto emotionaler Blockaden. Zunächst gerät die Seele in Schieflage, verstrickt sich immer mehr in negative Gefühle und irgendwann folgt dann auch die Großzehe.

Emotionale Kräfte – im positiven wie im negativen Sinne – haben deutlichen Einfluss auf die Großzehe, das Immunsystem, den Stoffwechsel, die Hormone und das Herz-Kreislauf-System. Einer der größten Feinde der Gesundheit scheint dabei der Perfektionismus zu

Die Aufnahmen der Wärmebildkamera zeigen deutlich die Energieverteilung (Blutzirkulation) in den einzelnen Körperregionen. Rote Bereiche sind gut durchblutet, schwarze sehr gering.

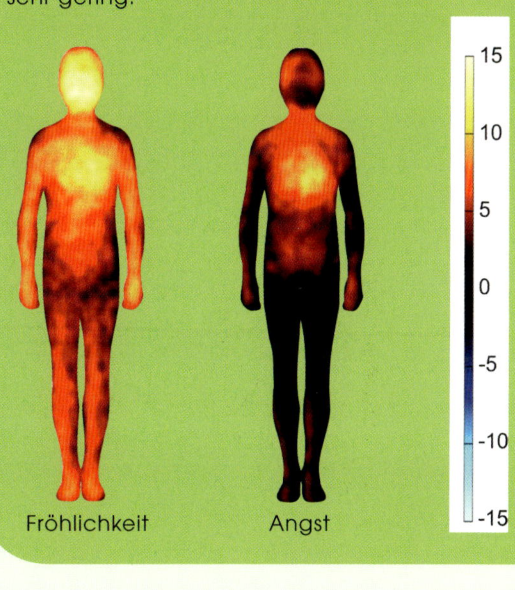

sein. Das Gefühl, niemals gut genug zu sein, niemals die Anerkennung zu bekommen, die einem zusteht, nie schön genug, nie schlank genug, nie fit genug zu sein und ständig unter dem Druck zu stehen, das dennoch erreichen zu wollen, sorgt im Körper für gewaltigen Stress. Dadurch verengen sich die Blutbahnen, der Blutdruck steigt, Arterien entzünden sich, Energie aus der Nahrung wird im Fettgewebe eingelagert, was zu Übergewicht führt, Schlaganfall und Herzinfarkt drohen … Und das alles, weil in der Nebenniere Stresshormone wie Adrenalin und Cortisol ausgeschüttet werden. Die Folgen: Wachstumshormone werden gehemmt, der Schlaf verschlechtert sich und damit die so dringend notwendige Regeneration und vieles mehr. Wie soll ein Hallux-Problem oder eine Entzündung des Großzehengelenks da heilen?

Negative Emotionen wirken sich auch auf die Durchblutung und die Wärmeabstrahlungen der einzelnen Körperregionen aus. Vereinfacht könnte man sagen: Je mehr negative Emotionen Sie in sich tragen, desto mehr wird auch Ihr Herz in Mitleidenschaft gezogen. Es benötigt dann mehr Energie, und diese Energie fehlt in anderen Regionen, vor allem in den Füßen, die ja am weitesten vom Herzen entfernt sind. Gerade im Fuß gibt es jedoch sehr viele Knochen, Sehnen, Gelenke und Bänder, und diese Bereiche sind aus verschiedenen Gründen ohnehin schon schlecht durchblutet. Seelische Blockaden verstärken diese Mangelversorgung. Man spürt und sieht das an kalten und blassen Füßen. Und dort, wo keine Energie fließt, stagniert natürlich auch die Regenerationsfähigkeit. Für alle, die sich das schwer vorstellen können: Auf thermografischen Aufnahmen, wie der Abbildung auf Seite 89 lässt sich das Ganze gut erkennen.

Die Karte der Gefühle

Wissenschaftler der Universität Aalto in Finnland haben anhand von thermografischen Aufnahmen festgestellt, dass jeder Gemütszustand ein anderes Körperteil aktiviert beziehungsweise deaktiviert. So brennt sich zum Beispiel Neid förmlich im Kopf und in der Speiseröhre ein, Traurigkeit geht eher auf den Brustraum, in die Arme und Beine und eine Depression legt gleich den ganzen Körper lahm. Dagegen belebt Liebe den Rumpf, den Kopf, die Arme. Fröhlichkeit durchströmt den gesamten Körper.

Doch zurück zu den Füßen: Emotionen wie Abscheu, Traurigkeit, Scham, Neid, Depression, Furcht und Verachtung wirken sich nicht gerade positiv auf deren Stoffwechselprozesse aus.

Der innere Schweinehund

Nun sind Sie schon so gut informiert, kennen die Zusammenhänge und wissen, worauf Sie achten müssen. Was könnte Ihnen denn jetzt noch im Weg stehen? Ich sage es Ihnen: Es ist der innere Schweinehund. Sie kennen ihn sicher aus anderen Situationen. Sie sind hoch motiviert, haben eine genaue Vorstellung davon, was Sie erreichen wollen, beginnen auch, Ihren Weg zu gehen, und plötzlich kommt aus der Tiefe Ihres Inneren ein lautes „STOPP!" Ein seltsames Gefühl, das den Körper leicht erzittern lässt und sich wie eine latente, unterschwellige Angst anfühlt. Sie steigt empor in den Verstand und äußert sich in Form von Sätzen wie:

- „Nein, das darfst du nicht."
- „Wie soll das denn funktionieren?"
- „Es hat doch so lange nicht geklappt."
- „Du hast es doch gar nicht verdient, gesund zu werden."
- „Ach, das liegt in den Genen, dagegen kann man nichts machen, das hatten Mama und Oma ja auch schon."

Vielleicht kommt es auch plötzlich zu Irritationen, die mit den folgenden Gedanken verbunden sind: „Wie wirst du leben, wenn du das Problem nicht mehr hast? Seit Jahren kreisen deine Gedanken, deine Bewegungen, deine Ideen, deine Handlungen darum und du hast es immer geschafft, es in den Alltag einzubeziehen. Was wäre, wenn du es plötzlich nicht mehr hättest? Bekämst du dann noch die Aufmerksamkeit von den anderen? Was sagt dein Mann, was sagen deine Freunde, wenn es dir plötzlich besser ginge, und wenn die, die an deinem Weg gezweifelt haben, merken, dass du recht hattest? Mögen sie dich dann noch?"

Solche und ähnliche Denkmuster tragen die meisten Menschen seit der Kindheit mit sich herum. Uns wurde gepredigt, dass wir andere mehr lieben sollen als uns selbst. Wir haben gelernt, dass von nichts auch nichts kommt, dass man sich Erfolg hart erarbeiten muss, bevor man ihn verdient. Man hat uns vermittelt, dass Selbstliebe egoistisch ist. Und wir folgen dem, was die Gesellschaft uns vorgibt. Ziehen daher auch diese oder jene Schuhe an, weil es modern und schick ist, sie zu tragen. Was wäre denn, wenn wir es nicht täten? Dann besteht die Gefahr, dass wir zum Außenseiter werden und nicht mehr gemocht werden, weil wir aus der Reihe tanzen. Und so betrachten wir unseren Körper und uns selbst in einer Schieflage, in einer Einschränkung. Einseitig und bewegungslos.

Wenn wir uns jeden Tag nur ein bisschen mehr selbst mögen würden, uns die Großzehe jeden Tag ein bisschen mehr gesund vorstellen und lieben lernen würden – als wichtigen Teil des Fußes und der Aufrichtung –, bräuchte unser Körper die Krankheit nicht mehr und auch nicht mehr den schiefen Hallux.

Denn dann bekäme er, was er braucht: Aufmerksamkeit und Liebe. Wie sagte schon Oscar Wilde: „Sich selbst zu lieben ist der Anfang einer lebenslangen Leidenschaft." Schieben Sie Ihren inneren Schweinehund daher zur Seite. Er ist im Grunde nichts anderes als alte Glaubensätze. Ignorieren Sie die Meinung anderer. Niemand steckt in Ihrem Körper. Niemand kann sich vorstellen, was Sie körperlich und seelisch empfinden. Es geht um Sie.

Motivation ist alles

In den vielen Erstgesprächen, die ich schon geführt habe, stellte ich immer wieder fest, dass die meisten Menschen seit Jahren oder Jahrzehnten Beschwerden mit der Großzehe hatten und es einfach nicht besser wurde. Egal was sie bisher an Eigeninitiative, Gruppentherapien, Übungen aus Büchern, vorgeschlagenen Therapien der konsultierten Therapeuten oder Ärzte bereits ausprobiert hatten. Was sie aber nicht erkannt hatten: Das Problem sitzt nicht in den Füßen, es sitzt im Kopf. Es gibt dabei neben dem inneren Schweinehund noch eine Verhaltensweise, die dafür sorgt, dass die meisten guten Vor- und Ansätze scheitern.

Haben Sie sich schon mal an einem Tag nicht die Zähne geputzt? Ja? Wie haben Sie sich gefühlt? Schmutzig, unsauber, unangenehm? Hatten Sie Angst, dass die Zähne gleich erkranken könnten? Auch wenn jeder eine andere Wahrnehmung, ein anderes Gefühl hat, eines verbindet uns: Wir haben ein schlechtes Gewissen und spüren eine Art „Entzug", weil wir mit einer Gewohnheit gebrochen haben, die tief in uns verankert ist.

Der Wirtschaftsprofessor Dr. Pierce Steel von der Universität Calgary/Kanada hat in seinen Forschungen untersucht, warum Menschen sich – abgesehen vom regelmäßigen Zähneputzen – so schwer damit tun, regelmäßig etwas für ihren Körper zu tun. Viele beginnen mit einer Aktivität, unterbrechen diese aber bald wieder und schieben ihren Vorsatz von einem Tag auf den nächsten vor sich her. Dabei erzeugt allein das Wissen darum, dass wir etwas nicht tun, das wir eigentlich tun sollten, chronischen, permanenten inneren Stress. Der wiederum führt zu Schlaflosigkeit oder unruhigem Schlaf und damit auf Dauer zu Niedergeschlagenheit. Kurzum: Sogenannte Aufschieber fühlen sich weniger wohl. Sie sind weniger gesund, weniger glücklich und zweifeln stärker und schneller an sich.

Die Ursache für die „Aufschieberitis", so Prof. Steel, ist Impulsivität. Er widerlegte frühere Forschungsergebnisse, die darauf hindeuteten, dass wir etwas aufschieben, weil wir ängstlich oder perfektionistisch sind. Dr. Steel verdeutlichte seine These mit folgender Formel: $\frac{M = E \times W}{Z \times S}$.

Angewendet auf ein körperliches Problem wie die Großzehe bedeutet das: Die Stärke der Motivation, etwas zu tun (M), entspricht der Erwartung der Genesung (E) mal der Wertschätzung des Hallux (W) geteilt durch die Zeit des Wartens (Z) mal der eigenen Sensibilität (S), mit der man auf die Zeitverzögerung reagiert. So weit die Theorie. Doch was bedeutet das nun für Ihren Erfolg?

Etwas zu tun, ist reine Motivationssache, und Motivation kommt vom lateinischen „motivare", was „sich bewegen" bedeutet. Das heißt im Umkehrschluss: Wenn wir nicht motiviert sind, bewegen wir uns nicht und tun nichts.

Erinnern Sie sich an die Zeit, als es noch keine Fernbedienung für das TV-Gerät gab und man aufstehen musste, um das Programm zu wechseln? Oft genug blieb man sitzen, weil man einfach zu faul war. Man nahm in Kauf, irgendetwas zu schauen, was einem gar nicht gefiel, weil die Motivation nicht ausreichte, aufzustehen und den Sender zu wechseln.

Die Motivation entsteht, wenn wir sicher sind, dass wir belohnt werden, und ihre Stärke resultiert daraus, wie viel wir dieser Belohnung beimessen, welchen Wert sie für uns hat. Je stärker zum Beispiel Ihre Hoffnung ist, dass eine bestimmte Sache Ihnen dabei hilft, Ihr Hallux-Problem loszuwerden, desto höher ist Ihre Motivation, auch wirklich etwas dafür zu tun.

Dieser Drang verringert sich allerdings im Laufe der Zeit wieder. Weil sich aber manche Probleme – und dazu zählt auch der Hallux – nicht von heute auf morgen in Luft auflösen, müssen Sie sich schon jeden Tag aufraffen, etwas zu tun. Die Belohnung liegt also irgendwo in weiter Ferne. Wie wir diese Wartezeit empfinden und wie sehr es uns stresst, die Belohnung nicht sofort zu bekommen, ist von Mensch zu Mensch unterschiedlich. Es ist wie bei einem Stau zur Rushhour: Der eine Autofahrer bleibt ganz ruhig, sieht es vielleicht sogar als Glück an, länger mit der Beifahrerin flirten zu können. Der andere ist genervt und hupt, obwohl das überhaupt nichts bringt. Ein Dritter drängt ständig mit Lichthupe von einer Fahrbahn auf die andere. Beim Nächsten löst die Situation Aggression aus …

Wenn wir also über Hallux-Probleme reden, ist es ganz besonders wichtig zu überlegen, was für Sie persönlich eine adäquate Belohnung sein könnte. Vielleicht ist es ein Paar wunderschöne Sandalen, das Sie wieder an Ihren Füßen sehen wollen? Vielleicht reicht es aus, sich die gesunde Großzehe vorzustellen? Wichtig ist, dass Sie aktiv werden, und nicht, wie vielleicht bisher, nur passive Hilfsmittel einsetzen. Dazu brauchen Sie dann noch eine große Portion Ausdauer, um die neuen Denkansätze und regelmäßigen Impulse für Ihre Großzehe auch umzusetzen. Denken Sie daran, wie positiv sich Ihre Fußgesundheit auf den gesamten Körper auswirkt. Sie wissen ja: Füße gut, alles gut!

Fragwürdige Maßnahmen und Irrtümer

An dieser Stelle möchte ich noch auf einige Hilfsmittel und Maßnahmen zu sprechen kommen, die man Hallux-Patienten für gewöhnlich gerne empfiehlt, die in meinen Augen oft jedoch genau das Gegenteil von dem bewirken, was man sich erhofft.

Schnürschuhe

Zunächst etwas, das Ihre Schuhe betrifft: Oft gehen Hallux-Probleme mit einem abgeflachten Längsgewölbe einher. Weil der Schuh einem dadurch am Rist schnell zu groß vorkommt (zum Beispiel in schnürlosen Stiefeletten), wählen viele Betroffene eine kleinere Schuhgröße, damit der Fuß guten Halt hat. Oder sie kaufen eine Schuhgröße darüber, weil der Fuß wegen des abgeflachten Längsgewölbes länger wird, und schnüren ihn dann fester.

Versucht man jedoch, den Fuß bereits im Vorfuß über eine feste Schnürung zu fixieren, damit er zumindest gefühlt gut sitzt, kann das Längsgewölbe sich nicht auf und ab bewegen. Das fördert die Problematik weiter.

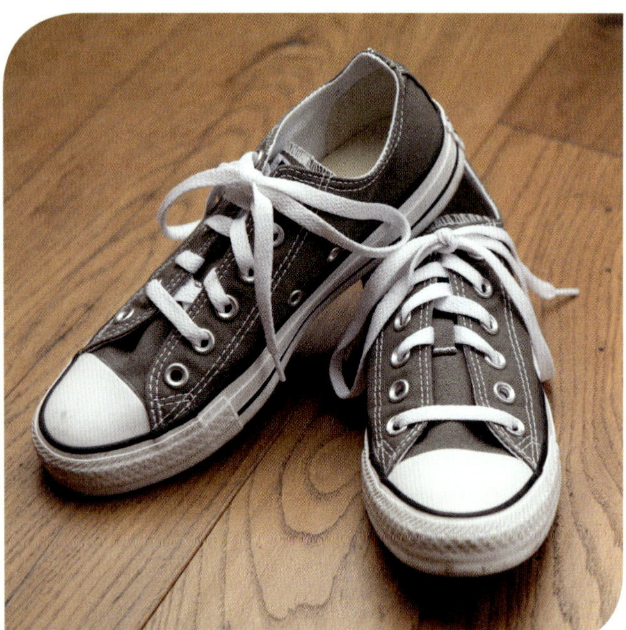

Lassen Sie die Schnürung an den untersten Ösen daher lieber weit. Führen Sie den Schnürsenkel nicht direkt über Kreuz zu den darüberliegenden Ösen, sondern zunächst parallel zu nächsten Öse und dann erst über Kreuz, sodass der Halt des Fußes im Schuh über den Risst stattfindet und der Vorfuß Platz bekommt.

Alternativ können Sie die Schnürung erst ab der jeweils zweiten Öse von unten beginnen und die Schnürsenkel dann über Kreuz führen.

Passive Einlagen

Wenn Sie eine passive feste Einlage tragen, drückt diese den Fuß von unten in eine feste Wölbung hinein. Gleichzeitig kommt von oben die feste Schnürung dazu. So wird es dem Fuß unmöglich gemacht, sich beim Gehen in seiner natürlichen Funktion zu verformen, der natürliche Federeffekt und das Training der Muskulatur bleiben aus und es findet keine Torsion des Fußes mehr statt.

Einlagen können eine kurzfristige Lösung zur Entlastung sein, aber nie eine Dauerlösung und schon gar keine nachhaltige Therapie. Und wenn Sie Einlagen tragen, sollten Sie daran denken, die Schuhe mindestens eine ganze Nummer größer zu kaufen und sie wie gerade beschrieben zu schnüren. Auf jeden Fall brauchen die Zehen nach vorne und oben genug Platz – mindestens 12 Millimeter.

Schmerzmittel

Um Entzündungsschmerzen im Großzehengelenk zu lindern, werden von Schulmedizinern in der Regel starke Analgetika (Schmerzmittel) verordnet. Diese Präparate haben jedoch viele Nebenwirkungen. Als Alternative empfehle ich Ihnen eine Arznei, die aus dem südamerikanischen Tropenbaum Heisteria pallida gewonnen wird. In seiner Rinde befinden sich Stoffe mit stark entzündungs- und schwellungshemmender Wirkung. Das Präparat kann in der Regel rezeptfrei in der Apotheke gekauft werden.

Diese Irrtümer halten sich hartnäckig

Neben den großen und kleinen Schuhsünden gibt es weitere Irrtümer über die Behandlung der Großzehe, die sich so hartnäckig halten, dass es mir ein großes Bedürfnis ist, damit aufzuräumen.

Ich weiß, dass ich damit so manchem Arzt, der fleißig Einlagen verschreibt oder Operationen verordnet, empfindlich auf die Füße trete. Trotzdem gehört es in dieses Buch. Vielleicht liegt es daran, dass ich ein anderes Verhältnis zu meinen Klienten habe. Ich stehe nicht unter dem Zwang, in ein paar Minuten eine Diagnose parat haben zu müssen. Ich kann mir einfach mehr Zeit nehmen und bekomme auch manchmal Jahre nach der Behandlung noch ein Feedback zur gemeinsamen Arbeit. Dadurch fällt mir vieles auf, was einem vermutlich entgeht, wenn man den Patienten nur einmal zu Gesicht bekommt und dann nie wieder sieht – weil er sich einen neuen Orthopäden gesucht hat oder sich plötzlich nicht mehr um seine Füße kümmert.

Irrtum 1: Der Hallux lässt sich gerade biegen

Eine Großzehe, die schief ist, kann nicht einfach wieder gerade gedrückt werden. Und so nützt es auch nichts, über Nacht einen Spreizer zwischen die Zehen zu klemmen, und noch weniger nützt es, ihn im Schuh zu tragen. Dadurch wird es für den Fuß im Vorfußbereich ja noch enger. Der Vorfuß wird noch mehr gespreizt und an die Schuhwände gedrückt und die Zehenspitzen in der schmalen Schuhspitze noch mehr zusammengedrückt. Die Folgen können Sie nun schon selbst erahnen. Das Problem wird größer, denn die Großzehe kommt noch mehr in Bedrängnis. Eine scheinbar zunächst kurzfristige Erleichterung der Symptomatik zeigt deutlich, wo hier der eigentliche Irrtum steckt.

Irrtum 2: Man muss den Fuß und die Großzehe vor hartem Boden schützen

Aus der Biomechanik weiß man, dass die Füße so ausgelegt sind, entstehende Wirkkräfte bei der Bewegung zu absorbieren und wieder für die Bewegung freizugeben. Ähnlich wie bei einer Feder, die durch Krafteinwirkung zusammengedrückt wird und beim Nachlassen der einwirkenden Kraft die „gestauchte" Spannungsenergie wieder freigibt.

Dies kann aber nur funktionieren, wenn die Kräfte auch wirklich auf die Füße einwirken können und nicht durch weiche Schuhsohlen oder Fersenpolster geschluckt werden, ehe sie den Fuß überhaupt erreichen. Je weicher also der Untergrund ist (oder besser: je stärker der Schuh gepolstert ist), desto mehr verändert sich die Kräfteverteilung in der Fußsohle. Mit der Krafteinwirkung auf die Füße nimmt auch die Spannung in den Füßen ab – und zwar von innen ab dem Großzehengrundgelenk nach außen bis zur Kleinzehe.

Um zu zeigen, in welchem Maße ungeeignetes Schuhwerk für die Schäden am Fuß und am Großzeh verantwortlich ist, hat der Paläoanthropologe Erik Trinkaus von der Washington University St. Louis die Zehen der modernen Menschen mit denen der Neandertaler verglichen. Dabei fand er heraus, dass unsere Vorfahren vor etwa 28 000 Jahren mit dem Tragen von schützenden Beinkleidern begannen. Da die Gesetzmäßigkeiten der Natur sich bis heute nicht verändert haben, konnte er erkennen, dass sich der Körper – in diesem speziellen Fall die Knochen – mit steigender Belastung anpassen, indem sie sich verstärken, mit abnehmender Belastung verdünnen. Hier spielt die Aktivierung der körpereigenen Regulationsmechanismen eine große Rolle. Trinkaus stellte fest, dass die kleinen Fußzehen der beschuhten Menschen deutlich dünner waren als die der unbeschuhten (wobei die Unterschiede im Knochenbau durchaus berücksichtigt wurden). Trinkaus' These: Außer Schuhen könnte dies lediglich an einer anderen Form der Fortbewegung liegen. Da jedoch sowohl der Neandertaler als auch der frühe Homo sapiens ausschließlich zu Fuß gingen, ist dies auszuschließen.

Damit sprechen Einlagen zur Unterstützung des Fußes, ergonomische Schuhe wie zum Beispiel Birkenstock, weiche Schuhe mit Abrollhilfe, die die Abrollbewegung des Fußes erleichtern sollen, oder Bergschuhe zum Stützen und Stabilisieren des Sprunggelenks eigentlich komplett gegen die Naturgesetzmäßigkeiten der körperlichen Selbstregulation und gegen ihre optimale Anpassung des Fußes an die äußeren Umstände. Sie dienen deshalb sicherlich nicht der Verbesserung der Fußqualität.

Fatale Fußübungen bei Hallux-Problemen

Bevor wir uns in die Praxis stürzen, möchte ich mit Ihnen einen Blick auf all das werfen, was Sie mit einem Hallux-Thema tunlichst vermeiden sollten.

- **Joggen:** Die meisten Menschen joggen so, wie sie gehen. Sie setzen die Ferse zuerst auf und rollen dann nach vorn ab. Moderne Turnschuhe begünstigen diese Technik, weil der Träger davon ausgeht, dass die Ferse ja gut gepolstert ist. Das stimmt nur bedingt. Der Stoß ist trotzdem hart, zusätzlich kippt der Fuß bei Hallux-Joggern stark nach innen. So kommt es zu einer hohen Belastung für die Großzehen und im weiteren Verlauf auch für die Knie. Wer denkt, diesem Problem durch Joggen über den Vorfuß zu entkommen, irrt sich. Wenn Sie nämlich erst den Vorfuß, dann die Ferse aufsetzen und dazu normale Joggingschuhe tragen, wird der Vorfuß unnötig gespreizt. Dadurch muss sich die Situation zwangsweise verschlechtern. Schließlich ist der Hallux valgus in der Regel ja die Folge einer Vorfußspreizung.
- **Dehnen im Fußbereich:** Was beim Dehnen passiert, habe ich Ihnen an anderer Stelle schon erläutert. Darum hier nur noch einmal kurz zur Erinnerung: Der Muskel selbst wird beim Stretchen nur unwesentlich länger. Was Sie dehnen, ist das Bindegewebe. Das ist grundsätzlich nicht verkehrt, sofern die Muskulatur bereits gearbeitet hat, also gut durchblutet ist. Bei Hallux-Problemen belastet Dehnen das Großzehengrundgelenk jedoch unnötig.
- **Auf den Zehenspitzen stehen und die Ferse kurz über dem Boden in der Luft halten:** Diese Übung wird gerne zur Wadenkräftigung eingesetzt. Da die Wade bei Hallux-Betroffenen aber sowieso schon verkürzt und angespannt ist, trägt sie jedoch eher zu einer Verschlimmerung bei. Abgesehen

davon wird der Vorfuß stark strapaziert und die Fußmuskulatur nur unzureichend angesprochen. Die Last liegt wieder auf dem Großzehengrundgelenk, was weitere Fußschäden und die Abflachung des Gewölbes begünstigt.

- **Im Stand die Füße auf den Außenrand stellen:** Diese Bewegung machen viele intuitiv, weil sie das Gefühl haben, die Füße dadurch zu entlasten. Falsch! Das Nach-außen-Kippen belastet die Bänder und trägt keinesfalls zur statischen Verbesserung der geschwächten Bein- und Fußmuskeln bei.
- **Permanent daran denken, den Fuß richtig aufzusetzen:** Viele meiner Klienten erzählen mir, dass sie sehr genau darauf achten, beim Gehen immer mit der Außenseite der Ferse aufzusetzen, weil sie irgendwo mal gehört oder gelesen habe, dass man so gehen soll. Ich rate davon ab – nicht vom „korrekten" Gehen, aber davon, es über die Gedanken steuern zu wollen. Damit setzen Sie die Muskulatur unter Zwang. Es ist nichts, was natürlich geschieht. Besser ist es, die Aufrichtung des Fußes durch die Fußmuskulatur stattfinden zu lassen. Dann folgt die richtige Bewegung automatisch.
- **Kräftigung des Fußes:** Leider strapazieren und verkürzen viele althergebrachte Fußübungen die Fußmuskulatur und tragen in der Regel nicht zur Lösung des Hallux-Problems bei. Im Gegenteil, sie fördern es eher. Auch der Rat, man solle möglichst viel Kraft aufwenden, um den Zeh wieder in die richtige Stellung zu ziehen, ist falsch. Denn der Kraftreiz führt zu einer weiteren Verkürzung und Verhärtung der Muskulatur.
- **Sporadisches Üben:** Wenn Sie nur alle Jubeljahre ein paar Fußübungen machen, schaden Sie sich damit mehr, als dass es Ihnen nützt. Ein nicht gewissenhaftes, unregelmäßiges und damit überforderndes Training kann schnell zum Problem werden: Was die Muskulatur durch die Übungen im untrainierten Zustand nicht leisten kann, überträgt sich als Druck auf die Gelenke.
- **Üben ohne Konzentration:** Wie oft sehe ich Menschen beim Muskeltraining, die sich nicht aufs Üben konzentrieren, sondern zum Beispiel nebenher reden. Ich will kein Spaßverderber sein, aber je mehr Sie bei den Übungen im wahrsten Sinne des Wortes mit Leib und Seele dabei sind, desto schneller erzielen Sie Ergebnisse. Hallux-Probleme verbessern sich nur, wenn, ohne die Muskulatur dabei zu überfordern, mit einer gewissen Intensität gearbeitet wird. Das ist durchaus eine Gratwanderung: Auf der einen Seite braucht der Körper einen sogenannten Schwellenreiz (Trainingsreiz), um sich über die Zeit einer höheren Anforderung aussetzen zu können. Andererseits müssen Sie achtsam sein, damit Sie die eventuell bereits vorgeschädigte Großzehe nicht überfordern und das Problem damit stabilisieren.

Noch mal ein Überblick

- Hallux-Schienen überlasten die Großzehengrundgelenke und führen nicht zur Geradestellung der Großzehe.
- Zehenspreizer werden nicht vermeiden, dass die zweite Zehe vom Hallux valgus bedrängt wird.
- Weichbettungen der Füße dienen nur kurzfristig der Gelenkschonung, führen dauerhaft angewendet jedoch ohne weiteres Gegenengagement zur Verschlimmerung der Problematik.
- Einlagen heben das Längsgewölbe nicht nachhaltig an. Die Belastung weicht auf Großzehengrundgelenk und Vorfuß aus.
- Die Dehnung der Großzehen belastet die Grundgelenke stark.
- Hallux-Strümpfe führen nicht zur Reaktivierung der Großzehe.
- Einseitige Fußkräftigungsübungen, die nur die Verbesserung und Stärkung der Fußmuskulatur im Fokus haben, können bestehende Hallux-Problematiken noch verschlimmern.
- Eine orthopädische Abrollhilfe entlastet zwar das Großzehengrundgelenk beim Abrollen des Fußes, jedoch weichen die Kräfte auf das Sprunggelenk, die Knie oder die Hüfte aus.
- Eine Fußreflexzonenmassage kann zunächst lockernd wirken und sich positiv auch auf die Organe auswirken. Sie kann die Großzehe aber nicht dauerhaft entlasten oder gar regulieren.
- Schmale Schuhe schützen den Vorfuß nicht vor Spreizung, sondern führen eher zu einer erhöhten seitlichen Druckbelastung auf das Großzehengrundgelenk.
- Eine Hallux-Operation führt nicht zur Fersenaufrichtung oder zur Entlastung des zukünftigen operierten Großzehengrundgelenks.
- Bei unveränderter Fußqualität haben Knorpelaufbauspritzen in das Großzehengrundgelenk keine nachhaltige Wirkung und verbessern keinesfalls den Spreizfuß.

Mein Fazit: Je weniger passive Hilfsmittel Sie nutzen, desto weniger belasten Sie Ihre Großzehe. Seien Sie aber bei stark schmerzenden oder vorgeschädigten und erkrankten Großzehen sehr achtsam. Nehmen Sie zum Beispiel bisher dauerhaft getragene Einlagen am Anfang nur sporadisch aus den Schuhen und vergrößern Sie die Abstände sukzessive. Kümmern Sie sich zugleich regelmäßig um die Aktivierung Ihrer Füße.

Indikatoren für eine OP

Solange die Großzehe nur schief oder das Gelenk dick ist, sich jedoch keinerlei Beschwerden oder Entzündungen zeigen, solange gibt es aus meiner Sicht keinen Grund dafür, den Fuß zu operieren. Der Körper beziehungsweise Fuß hat sich dann anscheinend so an die Belastung und Bewegung gewöhnt, dass er die Verformung buchstäblich locker wegsteckt. Anders sieht es aus, wenn …

- die beschriebenen Symptome des Hallux sich zusehends verschlimmern und die Lebensqualität deutlich einschränken.
- die Schmerzen nicht mehr auszuhalten sind.
- die Fuß- oder gar Körperstatik sich merklich verschlechtert hat.
- die Krankheit bereits das soziale Gefüge deutlich beeinträchtigt, zum Beispiel weil Sie nicht mehr aus dem Haus gehen können.

In diesen Fällen würde der Verzicht auf eine professionelle minimalinvasive Operation dem Körper und der Seele nur noch mehr schaden.

Trotzdem sollten Sie Für und Wider einer Hallux-Operation zunächst für sich selbst sehr kritisch abwägen, Vor- und Nachteile aufzählen und auch die Konsequenzen beachten. Sprechen Sie anschließend mit Ihren Familienangehörigen oder mit engen Freunden, um sich zu bestärken und um die Pflege nach der Operation zu organisieren. Holen Sie sich außerdem auf jeden Fall mehrere unabhängige Meinungen ein, indem Sie renommierte Operateure aufsuchen. Deuten alle Anzeichen, Diagnosen und Empfehlungen der Experten darauf hin, dass eine Operation die sinnvollste aller Möglichkeiten darstellt, rate ich Ihnen, nicht zu zögern. Weichen die Meinungen über die Methode und Ziel der Operation sowie andere Ratschläge dagegen zu weit voneinander ab, sollte der Eingriff zunächst aufgeschoben werden. Uneinigkeit über den Schweregrad, die Ausweglosigkeit der Situation sowie mögliche Folgen erlauben keine klare Entscheidung.

Vergessen Sie nicht, sich beraten zu lassen oder zu recherchieren, wo und wie Sie sich im Anschluss an eine OP betreuen lassen können und welche Folgebehandlungen nötig sind, damit Ihre Großzehe möglichst schonend und wirkungsvoll genesen kann. Forschen Sie nicht zuletzt unbedingt nach der Ursache des Hallux, damit sich das Problem in Zukunft nicht einfach nur verlagert. Folgende Fragen sollten diesbezüglich unbedingt geklärt werden:

- Wie ist das Hallux-Problem überhaupt entstanden?
- Welche Fuß- und körpergymnastische Maßnahmen benötigen Sie, um den Fuß zu vitalisieren?

- Welche einseitigen Verhaltensmuster müssen zukünftig vermieden werden?
- Was wurde bisher vernachlässigt?
- Welches Schuhwerk tragen Sie und ist es geeignet?

Ich empfehle meinen Klienten, Operation und Nachsorge mit naturheilkundlichen Mitteln zu unterstützen und den Körper möglichst wenig mit Medikamenten zu belasten, da die Operation an sich schon eine große Herausforderung darstellt. Manchmal ist es sinnvoll, sich bereits im Vorfeld entsprechend betreuen zu lassen, damit körperliche und psychische Traumata durch die OP möglichst gering sind und die Regenerationsphase sofort nach dem Eingriff beginnen kann. Hier einige Maßnahmen, die nach einer Operation durchgeführt werden sollten:

- Lassen Sie Narben nach deren Abheilung entstören.
- Lockern Sie das Bindegewebe am und um das Großzehengrundgelenk, wenn die Wunde völlig geheilt und nicht mehr entzündet ist. Ziehen Sie die Haut leicht an und führen Sie sanft einige kreisende Bewegungen aus.
- Achten Sie darauf, dass die Muskulatur um das Hüftgelenk herum therapeutisch gelockert wird, denn oft besteht ein Zusammenhang zwischen der schiefen Großzehe und nachfolgenden Hüftarthrosen.

Betreiben Sie Ursachenfindung

Was hat letztendlich zur Operation geführt? War es ein Unfall? Eine über Jahre unbeachtete Chronifizierung? Überdenken Sie Ihre Verhaltensweisen. Hier ein paar Fragen, die Sie sich selbst stellen können: Schätzen Sie Ihren Füße eher geringen Wert bei? Haben Sie Hinweise auf Veränderungen bisher einfach nur kosmetisch entfernen lassen? War es Ihnen wichtig, modische Schuhe zu tragen, auch wenn die Füße schmerzten? Gibt es einseitige Denk- und Handlungsmuster in Bezug auf Ihre Freizeitaktivitäten, wie: Ich muss jeden Tag dehnen. Oder: Ich bin unsportlich, deshalb bewege ich mich nicht. Lieben Sie Ihre Füße? Haben Sie sich operieren lassen, weil Sie sie lieben oder weil Sie das Problem aus der Welt haben wollten?

Es lohnt sich, die innere Einstellung zu überdenken und zu ändern. Lernen Sie Ihre Füße neu kennen und schenken Sie ihnen in Zukunft mehr Aufmerksamkeit und Fürsorge – nicht nur in Form von Kosmetik, sondern auch in Form von Liebe, Achtung und Aktivität. Sie werden im nächsten Kapitel, wenn es konkret um die einzelnen Formen des Hallux geht, nämlich erkennen, dass auch die Psyche einen nicht unerheblichen Einfluss auf die Gesundheit der Füße hat.

Kapitel 7

Die drei Hallux-Arten unterscheiden

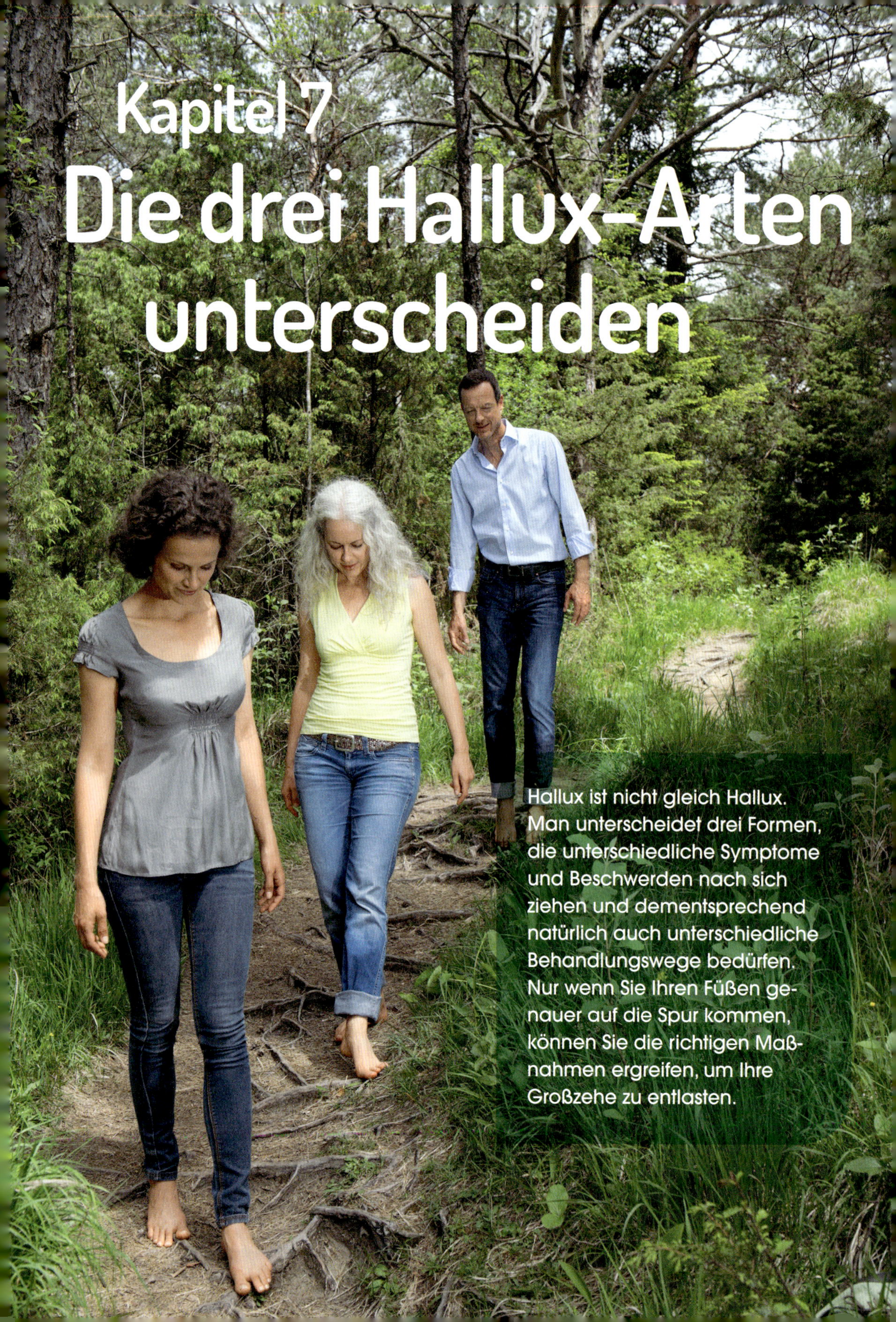

Hallux ist nicht gleich Hallux. Man unterscheidet drei Formen, die unterschiedliche Symptome und Beschwerden nach sich ziehen und dementsprechend natürlich auch unterschiedliche Behandlungswege bedürfen. Nur wenn Sie Ihren Füßen genauer auf die Spur kommen, können Sie die richtigen Maßnahmen ergreifen, um Ihre Großzehe zu entlasten.

Erste Schritte Richtung Heilung

Dem Hallux auf der Spur

Was nun folgt, ist eine komprimierte, tabellarisch angeordnete Zusammenfassung zur Diagnose des Hallux valgus, Hallux ridigus und Hallux limitus sowie aller Maßnahmen, Tipps und Vorschläge für die Behandlung.

Die Übergänge zwischen den drei Hallux-Varianten sind natürlich fließend und lassen sich mitunter nicht immer scharf voneinander trennen, da es bei jeder Form auch unterschiedliche Stadien der Erkrankung gibt. Insofern kommt es hie und da zu Überschneidungen. In Fällen, in denen über Wochen eine Reaktion ausbleibt, macht es daher durchaus Sinn, auch in den anderen beiden Hallux-Kapiteln zu blättern und sich dort Tipps und Empfehlungen zu holen.

Zuallererst müssen Sie sich ebewusst werden, was im Großzeh passiert und was bisher vielleicht falsch lief. Machen Sie dazu zunächst eine Art Bestandsaufnahme: Welche Beschwerden haben Sie, wie steht es um Ihre Schuhe, was wurde Ihnen bisher empfohlen, was haben Sie selbst ausprobiert …?

Im nächsten Schritt geht es dann um den Neuanfang: Welche Maßnahmen könnten Ihnen im akuten Schmerzfall helfen? Was sollten Sie in Zukunft vermeiden? Und was können Sie selbst tun, um den Fuß und die Großzehe zu stabiliseren und trainieren?

Die für Ihren Hallux passenden Übungen dazu finden Sie dann im letzten Kapitel ab Seite 130.

Haben Sie Geduld

Setzen Sie sich nicht mit dem Gedanken daran unter Druck, dass alles sofort passieren muss. Geben Sie Ihrem Körper mindestens sechs Monate Zeit und führen Sie währenddessen die empfohlenen Anwendungen und Übungen regelmäßig aus. Die Gelenkknorpel benötigen erfahrungsgemäß nämlich länger als eineinhalb Jahre zur Regeneration.

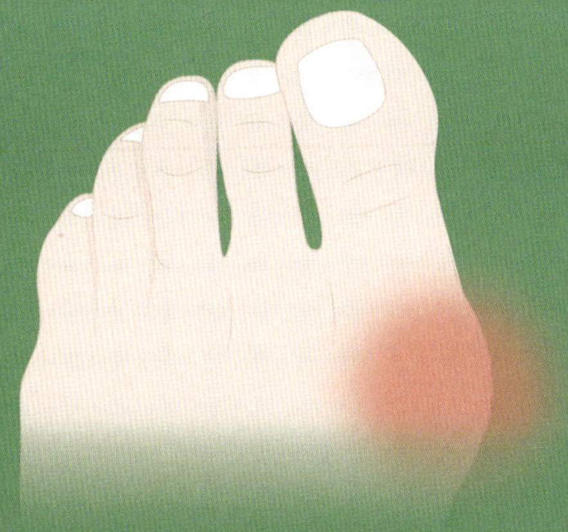

Hallux valgus

Bestandsaufnahme

Beschwerden

- Ziehen zwischen dem ersten und zweiten Zehengrundgelenk
- entzündliches, gerötetes, heißes Grundgelenk, das bei sanftem Darüberstreichen mit dem Finger sofort einen weißlichen Schweif hinterlässt
- Bewegungseinschränkung
- Vorfußbrennen auch nachts, wenn Sie den Fuß nicht belasten
- schneidender, stechender Schmerz bei Belastung oder in der Bewegung
- Schmerzen beim Abrollen
- Gefühlsmissempfindung am Innenrand der Großzehe oder auch den beiden nebenliegenden Zehen, die sich über die Monate bis ins Schienbein hochziehen können (mit „innen" ist immer Richtung Körpermitte gemeint)
- Barfußlaufen auf unebenem Untergrund bereitet Unbehagen (bereits im Jugendalter sind Sie nicht gern barfuß gelaufen, während Sie als Kind damit keine Probleme hatten)

Aussehen/Auffälligkeiten des Fußes

- dickes beziehungsweise ausgeprägtes Großzehengrundgelenk
- Rötungen am Großzehengrundgelenk
- Verkrümmung der ganzen Großzehe oder nur des Endgliedes nach außen (weg von der Körpermitte)

- Großzehenendglied wölbt sich nach oben auf, die Zehe „hängt“ durch
- Nagelpilz, der trotz Behandlung nicht weggehen mag
- Verfärbung des Nagels ohne offensichtlichen Grund (komplett oder partiell)
- Hautschwiele auf dem Endgelenk
- Nagelbettentzündung
- gerötete, empfindliche oder gar verdickte Nagelhaut um den Nagel
- auf seitlichen Druck empfindlicher oder gar eingewachsener Nagel
- in sich verdrehte Zehe (Nagel neigt sich zum anderen Fuß)
- deutliche Hornhautbildung an der Innenseite der Großzehe und zusätzlich möglicherweise noch am Grundgelenk (Innen-/Unterseite)
- deutliche Hornhaut unter den Grundgelenken der zweiten und dritten Zehe

Aussehen/Auffälligkeiten bei getragenen Schuhen

- Bei einseitigem Hallux: Ein Schuh ist hinten außen mehr abgelaufen als der andere, dafür lässt sich beim anderen Schuh die Abnutzung mehr im vorderen Sohlenbereich erkennen (besonders deutlich zeigt sich das bei den älteren Lieblingsschuhen).
- Wenn Sie Ihre Schuhe auf einen Tisch stellen und von hinten betrachten, sehen Sie, dass sie sich nach innen neigen. Die Schuhnaht an der Fersenkappe verläuft nicht mehr senkrecht, sondern im Verhältnis zum Absatz schief. Linker und rechter Schuh können unterschiedlich sein.
- Wenn Sie mit dem Zeigefinger über die Schuhspitze streichen, spüren Sie eine Auswölbung am Innenrand und wahrscheinlich auch an der Schuhkappe oben auf der Spitze.
- Bei eingetragenem Schuhwerk kann die Farbe an der Schuhinnenseite der Schuhspitzen abgetragen sein.
- Die Schuhbänder sind eher weit als eng geschnürt.
- Der Schuh beult sich auf der Innenseite deutlich über den Sohlenrand hinaus aus.

Beim Kauf neuer Schuhe

- Es fällt Ihnen schwer, ganz flache Schuhe zu kaufen, und wenn, dann greifen Sie eher zu breiten, weichen Turnschuhen.
- Sie haben früher gerne Schuhe mit hohem Absatz getragen, heute versuchen Sie, es eher zu vermeiden – wenn auch schweren Herzens.
- Die Schuhe müssen aus möglichst weichem Leder und am besten auch weich gepolstert sein.

- Sie kaufen im Vergleich zu früher heute eine Schuhgröße länger.
- Gesundheits-/Bequemschuhe finden Sie hässlich.
- Sie tendieren dazu, immer dieselbe Schuhmarke beziehungsweise Schuhform zu kaufen.
- Sie schauen beim Kauf zwar zunächst nach der scheinbar passenden Schuhgröße, kaufen nach einem Größenvergleich mit einem zweiten Paar aber letztendlich nach Gefühl statt nach der für Sie günstigen Schuhform und -länge. Wenn Sie ehrlich sind, kennen Sie Ihre wahre Fußlänge gar nicht. Sie wissen auch nicht, ob Ihre Füße eventuell unterschiedlich breit oder unterschiedlich lang sind.

Gangbild

- Leichte bis mäßig vorgebeugte Haltung des Oberkörpers
- Ihr Nacken ist oft verspannt.
- Der Blick geht beim Laufen sehr oft nach unten und reicht meist nur kurz vor die Füße (auch auf ebenen befestigten Flächen).
- Wenn Sie die Arme locker am Körper herabhängen lassen, zeigen die Handrücken mehr nach vorne als zur Seite.
- Ihr Gang ist unsicherer, vor allem wenn eine Strecke unbekannt oder bereits leicht uneben ist.
- Ab und an stoßen Sie sich die Zehen an einer Kante, haben im Winter große Angst zu stürzen, rutschen beim Wandern in den Bergen gerne mal mit dem Schuh weg oder bleiben mit dem Schuh an einer Kante hängen.
- V-förmige Stellung der Füße im Stand und beim Gehen; die Seite mit dem ausgeprägteren Hallux zeigt mehr nach außen. (Besonders gut lässt sich das im Schnee, auf sandigem oder feucht-erdigem Boden erkennen.)
- Das innere Sprunggelenk steht über den Fußinnenrand über.
- Die Oberschenkel stehen enger zusammen als die Unterschenkel.
- Die Kniescheiben zeigen nicht gerade nach vorne, sondern Richtung innen.
- Der Kopf lässt sich im Stehen (ohne dabei den Körper mitzubewegen) leichter in die eine Richtung drehen als in die andere (zum Beispiel beim Kontrollblick, bevor man die Straße überquert).
- Beim Treppenhinabsteigen sind Sie verunsichert, wenn Sie den Blick nicht auf die Stufen richten, obwohl Sie genau wissen, dass alle Stufen die gleichen Abstände haben.
- Sie halten sich beim Treppensteigen gerne sicherheitshalber am Geländer fest oder gehen an der Wandseite.

- Sie bemerken, dass Ihr Gang immer unsicherer wird, oder haben das Gefühl, dass Sie nicht mehr so sicher auf den Beinen unterwegs sind wie früher.
- Wenn Sie auf einem Bein stehen, fällt es Ihnen zusehends schwerer, das Gleichgewicht zu halten.
- Beim Spazierengehen oder Wandern brauchen Sie überknöchelhohe Schuhe. (Es ist für Sie unvorstellbar, niedrige Schuhe zu tragen, weil Sie darin keinen Halt finden und Angst haben umzuknicken.)
- Ein weiter Ausfallschritt fühlt sich für Sie wacklig an.
- Ihre Schrittlänge hat sich in den letzten Jahren verkürzt.

Nebenschauplätze der Beschwerden

- Hitzegefühl im Vorfuß
- Nackenverspannungen
- Sehnenscheidenentzündung (Tendovaginitis)
- abnehmende Sehkraft
- generell kalte Füße
- Müdigkeit, Abgeschlagenheit
- Neigung zu Krallen- oder Hammerzehen
- Treppenhinabgehen tut meist in den Knien weh, hinauf geht es besser
- verkürzte Wadenmuskulatur, teils mit Krämpfen in der Nacht
- Fersensporn
- verkürzte Beinrückseite mit Schwierigkeit, sich im Stand die Schuhe zu binden oder die Socken anzuziehen
- Rücken-, Hüft-, Gesäßschmerzen

Inneres Erleben/Empfindungen

- Sie haben öfter Schuldgefühle.
- Es gibt Unsicherheiten im Handeln.
- Sie können schlecht Nein sagen.
- Sie „verbiegen“ sich oft im Alltag.
- Klares Denken fällt Ihnen schwer und Sie wollen in letzter Zeit lieber Ihre Ruhe und Ihren Frieden haben.
- Empfehlungen nehmen Sie meist unkritisch hin.
- Titel und Obrigkeit verbinden Sie durch Ihre Prägung sehr prägnant mit Kompetenz.
- Sie sind von Ihrem Charakter her eher ein Mitläufer als ein Vorreiter, eher ein Nehmer als ein Macher.

- Sie träumen viel und haben eher einen leichten Schlaf.
- Sie verspüren latent eine Anspannung im Körper.
- Sie verwenden häufig Wörter oder Ausdrücke wie: zufällig, eigentlich, Glück gehabt, Schicksal, Vorbestimmung, das war doch klar, ein Wunder, hätte ich nur, damals, gefährlich, unsicher, das dachte ich mir.
- Sie bringen Veränderungen (Hallux) zunächst nie mit Ihrem eigenen Verhalten in Verbindung und fragen sich auch eher selten, was Sie selbst tun könnten, um Ihre Situation zu verändern.

Bisherige innere Einstellung zu Füßen und Großzehe

- Ihre Füße mussten bisher nur funktionieren, wurden kaum beachtet – es sei denn, sie schmerzten.
- Das Barfußgehen war bisher nur auf Rasenflächen und im Haus möglich – wenn überhaupt.
- Die Fuß- und Nagelpflege lassen Sie meistens von einer Fußpflegerin oder Kosmetikerin erledigen.
- Erscheinungen wie Hornhaut, Nagelverfärbungen, Druckstellen sahen Sie bisher als normal an.
- Die Pflege der Füße haben Sie bisher rein kosmetisch betrachtet.
- Sie denken häufig: Ja, der Schuh ist eigentlich vorne zu eng, aber das Leder ist weich und dehnt sich sicher noch.
- Und: Wenn Ihnen der Schuh doch zu knapp ist, dann kann der Schuster ihn ja dehnen.
- Die Menschen um Sie herum haben bisher keine schlechte Erfahrungen mit einer Hallux-Operation gemacht, und außerdem kennen Sie den besten Chirurgen weit und breit. Der wird es schon richten, wenn alle Stricke reißen.

Sie erinnern sich ...

- an die schlechten Zeiten nach dem Krieg, in denen es keine vernünftigen Schuhe gab oder man die Schuhe der älteren Geschwister auftragen musste, weil das Geld für neue fehlte.
- dass Sie schon als Kind nicht auf Steinchen laufen konnten.
- dass Ihre Mutter immer geschimpft hat, wenn Sie als Kind die Schuhe ausgezogen haben.
- dass Füße in Ihrer Kindheit kein Thema waren und nicht beachtet wurden.
- dass Sie schon mit drei Jahren wegen eines Knick-Senk-Fußes Einlagen bekommen haben.

- dass Sie hohe Schuhe schon immer schick fanden, dass sie im Berufsleben notwendig und Bestandteil des Dresscodes waren oder schon Ihre Mutter hohe Schuhe getragen hat.
- dass Ihre Großmutter auch einen Hallux valgus hatte, der eventuell sogar noch schlimmer war als Ihrer.

Bisherige Diagnose

- Schleimbeutelentzündung
- Arthrose
- Knorpelverlust
- Metatarsalgie (Mittelfußschmerzen)
- Morton-Neuralgie (Nervenkompressionssyndrom)
- Sesamoiditis (Entzündung der Sesambeine)
- Knick-Senk-Spreiz-Fuß

Bisherige schulmedizinische Empfehlung

- Hallux-Operation (eine von 200 Arten)
- orthopädische Sonderanfertigung von Einlagen auf Rezept
- Fußgymnastik
- Igelball
- Barfußlaufen
- sensomotorische Sohlen
- Abrollhilfe auf Rezept
- Verkürzung der zweiten Zehe in Verbindung mit der Hallux-OP
- Sesamknöchelchen mit Hyaluronsäurespritze unterfüttern
- Schmerztabletten
- Diät

Bisherige alternativmedizinische Empfehlung

- Physiotherapie
- Fußkräftigungstraining
- Kinesio-Taping
- Schuhe mit weicher Bananensohle
- Triggerpunkt-Behandlung
- Fußreflexzonen-Therapie
- Faszienrolle
- basische Fußbäder

Das haben Sie bisher selbst probiert

- Krankengymnastische Übungen
- die Großzehe massieren, ziehen, kreisen
- flaches, breites, weiches Schuhwerk tragen, zum Beispiel Turnschuhe
- Vorfußpolster oder Geleinlagen für den Vorfuß
- Zehenspreizer im Schuh oder nachts die Hallux-Schiene
- Orthesen
- fußentlastende Gehhilfen
- Schuhzurichtung: Weitung des Leders am Großzehenballen, Schmetterlingsrolle
- Fußreflexzonen-Massage
- Fußbäder und Cremes

Zehen bewusst bewegen

TEST

Wahrscheinlich können Sie mit allen Zehen gleichzeitig winken. Gelingt Ihnen aber auch die muskuläre Ansteuerung einzelner Zehen? An diesem Test können Sie ablesen, wie stark die Verbindung zwischen Ihrem Gehirn und den Zehen aktuell ausgeprägt ist:

Stellen Sie die Füße nebeneinander auf den Boden, die Fußfläche bleibt flach und der Fuß ist gerade nach vorne ausgerichtet. Dann lassen Sie zunächst alle Zehen flach auf dem Boden und heben nur die Großzehe an – erst die linke, dann die rechte. Nun probieren Sie es umgekehrt: Heben Sie alle Zehen hoch, während die Großzehe sich nicht mitbewegt und unten bleibt.

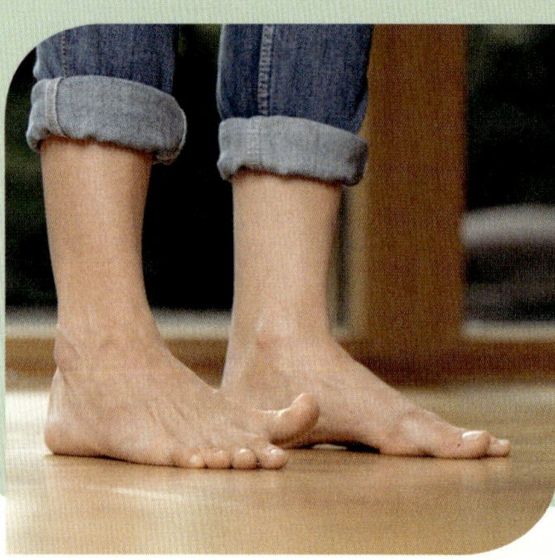

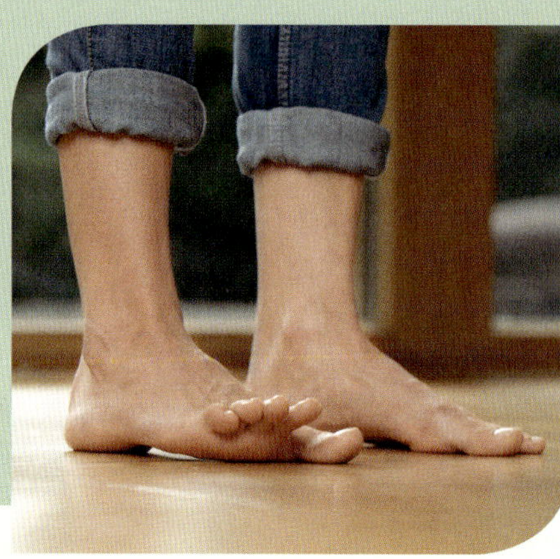

Der Neuanfang

Denken Sie blumig statt schwarz-weiß. Hinterfragen Sie die bisherigen Lösungsansätze und konzentrieren Sie sich auf die leichten, oft einfachen Dinge, die Sie vernachlässigt haben. Planen Sie die folgenden Schritte für Ihre Genesung so konkret wie nur möglich und gehen Sie sie vor jeder Aktion im Kopf detailliert durch. Üben Sie sich im Kopfkino. Regeneration setzt sich wie ein Puzzle aus vielen kleinen Teilchen zu einem Großen zusammen. Sie werden überrascht sein, wie viel Selbstvertrauen Sie durch die Übungen gewinnen.

Erste Hilfe/Symptom-Hilfe

- Tragen Sie ein Capsaicin-haltiges Präparat (Apotheke) dünn auf die betroffene Stelle auf. Der Wirkstoff, der unter anderem aus der Paprika gewonnen wird, fördert die Durchblutung. Achtung: Vermeiden Sie den direkten Kontakt mit den Schleimhäuten.
- Bei Chronifizierung können warme (!) Quarkwickel helfen. Dazu erwärmen Sie Speisequark, streichen ihn dick auf eine Kompresse oder auf ein Küchenhandtuch, schlagen dieses dann ein und legen den Wickel um das Großzehengrundgelenk, bis der Quark allmählich getrocknet ist.
- Kaufen Sie weiche Joggingschuhe – nicht zum Joggen, sondern zum kurzfristigen Einsatz als Tagesschuh, damit Sie einigermaßen gehen können.
- Ziehen und kreisen Sie die einzelnen Zehen zwischendurch immer wieder sanft im und gegen den Uhrzeigersinn.
- Tragen Sie Schmerzcreme oder Schmerzgel auf.
- Umwickeln Sie das Großzehengrundgelenk mit Krautwickeln.
- Bitte bedenken Sie: Alles, was Sie zur Vermeidung von Schmerzen zusätzlich in Ihre Schuhe geben, verengt den Schuhinnenraum. Ihre Füße werden dadurch noch mehr bedrängt. Kaufen Sie also gegebenenfalls größere Schuhe, damit Ihre Füße trotz Einlagen und Co. genug Platz haben.
- Messen Sie Ihre Füße und verwenden Sie nur Schuhe, die Ihnen vor dem längsten Zeh mindestens 10 bis 12 Millimeter Platz nach vorne lassen und auch zum Schuhrücken Platz geben. Spitze Schuhe brauchen Sie gar nicht erst zu messen. Sie sind völlig inakzeptabel zur Ersthilfe.
- Fertigen Sie eine Schablone an. Dazu stellen Sie sich mit beiden Füßen auf je eine weiße Pappe und zeichnen die Kontur Ihrer Füße nach. Zur Weiterverwendung vergleichen Sie die beiden Umrisse und wählen gegebenenfalls den etwas größeren beziehungsweise längeren Fuß. Im Anschluss verlängern Sie den nachgezeichneten Fuß um 12 Millimeter und schneiden dann

einen Streifen mit dieser Gesamtlänge aus. Diesen Messstreifen legen Sie nun auf die Innensohle Ihres Schuhs, um die Länge zu überprüfen. Falls der Schuh keine herausnehmbare Innensohle hat, schieben Sie den Streifen in den Schuh. Verschwindet er komplett darin, ist die Schuhgröße ausreichend.

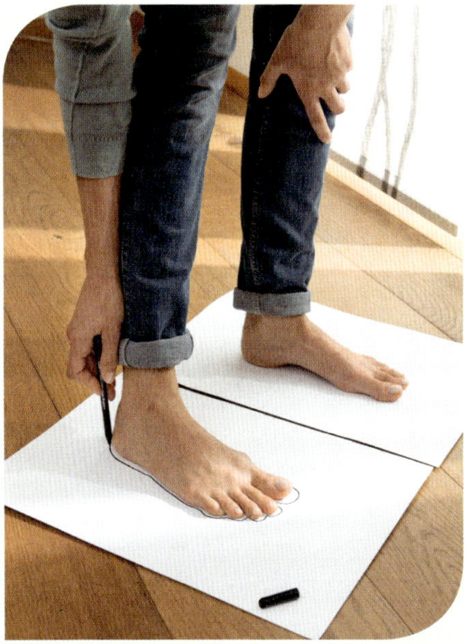

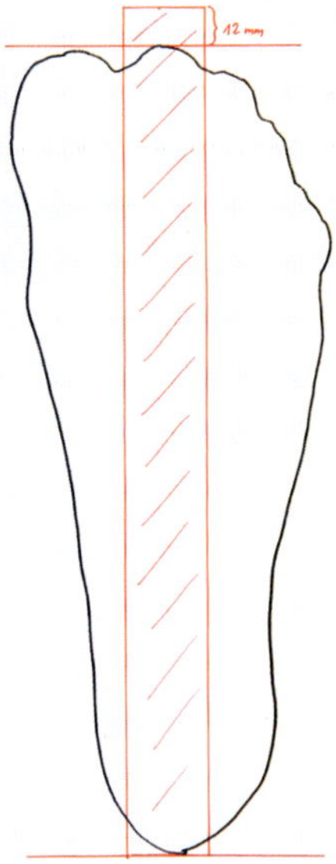

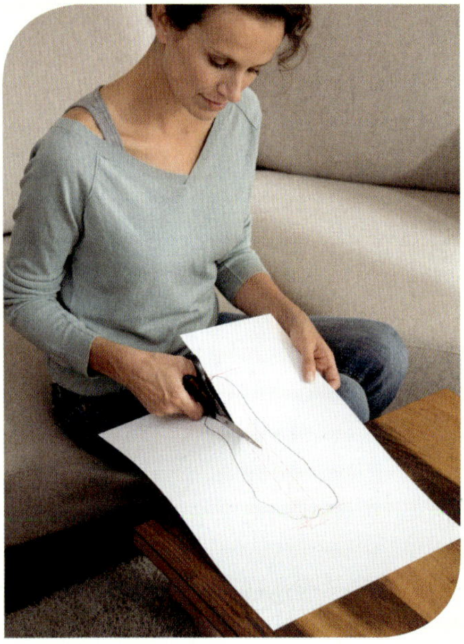

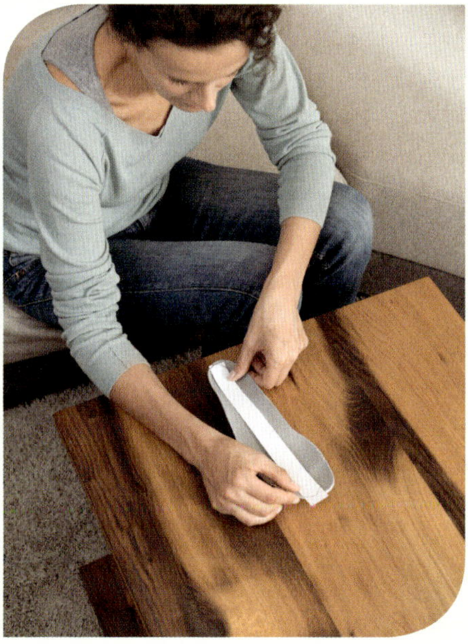

Abklärung

Lassen Sie …

- Ihr Blut auf Blutzucker-, Triglycerid- und Harnsäurewerte testen. Der Harnsäurewert gibt Auskunft über eine mögliche Übersäuerung des Körpers und sagt etwas über Ihre Ernährung an sich aus. Triglyceride sind Fettwerte, die den Grad angeben, in dem vor allem die Leber belastet ist. Nicht abbaubare Fette werden im Gewebe und in Gelenken abgelagert. Ein hoher Blutzucker weist auf Diabetes hin.
- von einem Osteopathen oder geschulten Atlas-Therapeuten die Stellung Ihres oberster Halswirbels (Atlas) untersuchen. Eine Fehlstellung, die schon seit der Geburt bestehen oder durch einen Sturz bedingt sein kann, hat Auswirkungen auf die gesamte Muskelkette – bis hinunter zu den Füßen.
- von einem Orthopäden abklären, ob die Sesamköpfchen in der richtigen Stellung stehen. Es kann sein, dass sich eines teilweise oder ganz gelöst hat.
- die Füße durch einen Neurologen auf Druck, Vibration und Reflexe testen.
- die Schilddrüse untersuchen. Eine deutliche Veränderung des Hormonhaushaltes hat Auswirkungen auf Unterleib, Organe und Bindegewebe, also auch auf die Beckenmuskulatur, die Spannung des Gewebes und die Haltung.
- Fußdeformitäten, die durch Fehlhaltung wie einen Beckenschiefstand herrühren können, vom Osteopathen ermitteln und korrigieren.
- Ihren Hormonstatus im Blut überprüfen.
- sich auf Autoimmunerkrankungen untersuchen, etwa auf Darmentzündungen, die verhindern, dass der Körper ausreichend Nährstoffe aufnimmt.

Außerdem:

- Prüfen Sie, welche Medikamente Sie einnehmen (Dosis, Wechselwirkung).
- Leiden Sie an nicht therapeutisch abgeklärten Depressionen/Ängsten?
- Gehen Sie zum MRT/Röntgen, um strukturelle Schäden ausschließen zu können, die von außen nicht zu erkennen sind.

Schritt 1: Lockern/Vermeiden/Weglassen

1. Hat sich der Zustand signifikant verbessert, seit Sie orthopädische Einlagen, Zehenspreizer oder Beschienungen benutzen? Falls nicht, lassen Sie sie weg.
2. Meiden Sie ergonomische Schuhe mit Fußbettung und Fersenkissen.
3. Hinterfragen Sie, ob die Ruhigstellung Ihnen guttut.
4. Verzichten Sie möglichst auf säurebildende Nahrungs- und Genussmittel wie Alkohol, Filterkaffee, Zucker, Süßwaren und Wurst. Sie belasten das Gelenk zusätzlich – besonders nach 18 Uhr.

5. Wenn Sie regelmäßig dehnen, dann hinterfragen Sie dies kritisch.
6. Meiden Sie unbedingt zu kurze, zu enge Schuhe – auch offene, deren Riemchen und Bänder den Fuß einschnüren. Sie erkennen das an den Druckstellen an den Außenrändern des Vorfußes.
7. Tragen Sie keine engen Nylonstrümpfe.
8. Verzichten Sie auf die Übungen, die Sie bisher gemacht haben.
9. Machen Sie regelmäßig Umschläge mit Arnikasalbe oder Quarkwickel.
10. Vermeiden Sie erhöhte Druckstellen auf das Grundgelenk durch Schuhnähte, Sandalenriemchen, Sockennähte.

Schritt 2: Verändern

1. Überprüfen Sie alle Schuhe mithilfe Ihrer Schablone auf ihre Länge.
2. Kaufen Sie sich flache Schuhe in der richtigen Größe und tragen Sie sie drei Wochen. Haben Sie bisher nur Schuhe mit mindestens 4 bis 5 Zentimeter hohem Absatz getragen, steigern Sie die Tragezeit der flachen Schuhe sacht.
3. Überprüfen Sie die Socken- und Strumpfspannung am Vorfuß. Kaufen Sie Socken/Strümpfe zwei Nummern größer, da sie beim Waschen eingehen.
4. Kaufen und tragen Sie Schuhe mit freiem beziehungsweise hohem Zehenschuhrücken, die den Zehen genug Spielraum nach oben lassen.
5. Verändern Sie die Schuhschnürung. Lockern Sie am unteren Ende der Schnürung den Zug beziehungsweise öffnen Sie bei Klettverschlüssen oder Schnallen den Vorfußbereich so weit, dass kaum Zug vorhanden ist.
6. Üben Sie beim Zähneputzen, beim Fernsehen oder an der Bushaltestelle den Einbeinstand – das dient der Kräftigung.
7. Wenn Sie nur noch in weiten, weichen, großen, bequemen Turnschuhen oder stark gepolsterten Schuhen gehen können, reduzieren Sie nach und nach die tägliche Tragedauer. Versuchen Sie, im Freien öfter barfuß zu laufen und eher einfache, flache Bequemschuhe zu tragen.
8. Reduzieren Sie Übergewicht.
9. Vermeiden Sie körperliche Schwerstarbeit sowie einseitige Sportarten, Tanzen, Rennradfahren und Klettern in engen Schuhen, Fußball sowie Springen auf harten Böden wie zum Beispiel Hallenvolleyball.
10. Nehmen Sie Vitamin C und Folsäure ein, um die Ablagerung von Harnsäurekristallen im Gelenk zu unterbinden.
11. Homöopathisch helfen Colchicum autumnale D4, Belladonna und Bryonia. Bitte erfragen Sie die genaue, individuell abgestimmte Dosis bei Ihrem Heilpraktiker oder in einer naturheilkundlichen Apotheke.

Schritt 3: Stabilisieren/Trainieren/Hinzufügen

Innerlich:

1. Trinken Sie täglich pro Kilo Körpergewicht etwa 35 Milliliter stilles Wasser, um die Ausscheidung von Stoffwechselabbauprodukten zu unterstützen.
2. Trinken Sie über ein paar Wochen Kräutertees und pro Tag maximal drei Tassen Espresso statt Filterkaffee.
3. Trinken Sie täglich über den Tag verteilt einen halben Liter Leber-und-Gallen-Tee, um diese Entgiftungsorgane zu unterstützen.
4. Fasten Sie eine Woche, um den Körper von Giftstoffen zu befreien.
5. Meiden Sie drei Wochen glutenhaltige Lebensmittel und beobachten Sie, ob sich dadurch etwas verändert.
6. Gehen Sie zu einem Therapeuten, der Ausleitungsverfahren anbietet, damit die Abbauprodukte abtransportiert, der Lymphfluss angeregt und der Stoffwechsel im Bindegewebe verbessert werden.
7. Stellen Sie Ihre Ernährung auf hochwertige Lebensmittel um.
8. Nehmen Sie einen hoch dosierten Vitamin-B-Komplex ein. Lassen Sie sich eventuell durch Ihren Hausarzt eine intravenöse Kur verabreichen.
9. Nehmen Sie eine (!) Woche hoch dosiertes Vitamin E ein, das sorgt für eine Reduktion der Entzündungsparameter im Körper.
10. Ersetzen Sie gesättigte Fettsäuren durch ungesättigte Fettsäuren und Omega-3-Fettsäuren (aus Fisch und kalt gepressten hochwertigen Pflanzenölen).
11. Baden Sie Ihre Füße in Obstessigfußbad (siehe Seite 79) – bei offenen Füßen, Schwangerschaft, venösen sowie Herz-Kreislauf-Problemen erst nach Rücksprache mit dem Arzt.

Äußerlich:

1. Lassen Sie von einem ganzheitlichen Zahnmediziner Ihre Zähne feinstofflich auf Störfelder untersuchen. Insbesondere die Backenzähne 46, 47 und 36, 37 im Unterkiefer sowie 24, 25 und 14, 15 im Oberkiefer stehen in einer ganzheitlichen Verbindung – unter anderem auch zur Großzehe.
2. Tragen Sie großflächig Pferdebalsam auf den Vorfuß auf.
3. Lassen Sie sich nach einer ganzheitlichen Analyse individuelle sensomotorische Sohlen anfertigen.

Psyche:

1. Finden Sie heraus, was Ihnen intuitiv guttut.
2. Lernen Sie, Nein zu sagen.

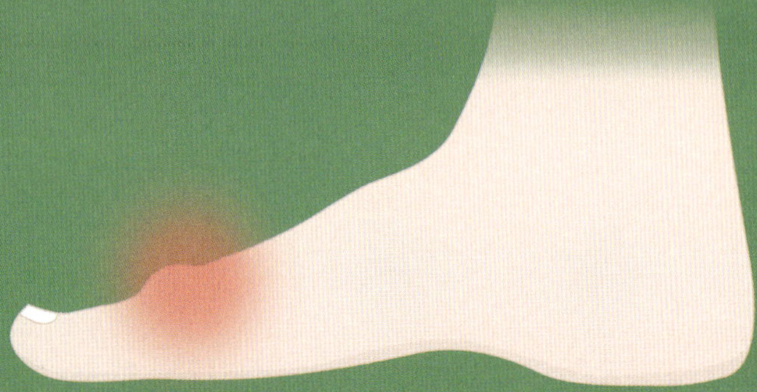

Hallux rigidus

Bestandsaufnahme

Beschwerden

- Entzündung im Gelenk, heißes Gelenk
- Brennen im Grundgelenk schon bei leichter Berührung oder im Schuh
- Schmerzen beim Abrollen
- Taubheitsempfindung in den Zehen, die sich mit der Zeit bis ins Schienbein hochzieht
- Gefühlsstörung
- allmählich sich versteifendes Großzehengrundgelenk, das sich nur noch mäßig oder kaum in alle Richtungen bewegen lässt (um den Status Quo zu prüfen, hilft der Test auf Seite 117).
- allmählich sich verdickendes Gelenk
- Sie haben besonders in der Abstoßphase des Fußes Beschwerden (belastungsabhängig).
- Berührungsempfindlichkeit der Fußhaut; manchmal ist schon die aufliegende Bettdecke schmerzhaft
- Störung des Wärme-/Kälte-Empfindens
- Verschlimmerung der Beschwerden beziehungsweise Schmerzen bei Erhöhung der Wegstrecke (Schraubstockeffekt)
- Barfußlaufen macht Ihnen Spaß – und fühlt sich für Ihre Füße eigentlich am angenehmsten an.

Aussehen/Auffälligkeiten des Fußes

- großer Abstand zwischen dem ersten und zweiten Ansatz der Zehen
- Bereits im Anfangsstadium bemerken Sie, wie sich auf der Oberseite des Großzehengrundgelenkes eine spitzflächige Knochenwölbung zeigt.
- deutliche Hornhautbildung an der Innenseite der Großzehe und zusätzlich möglicherweise noch am Grundgelenk an der Innen-/Unterseite (mit „innen" ist immer Richtung Körpermitte gemeint)
- Die anderen Zehen zeigen nach außen statt gerade nach vorne und die Kleinzehe ist stark eingedreht oder drückt sich bereits unter die vierte Zehe.
- Die Großzehe steht noch relativ gerade und dennoch verstärkt sich das Grundgelenk.

Aussehen/Auffälligkeiten bei getragenen Schuhen

- Druckstellen des Großzehengelenks am Schuhleder – sowohl auf der Ober- als auch an der Innenseite der Schuhkappe.
- Am Kleinzehengrundgelenk beult sich der Schuh deutlich über den Schuhrand hinaus aus.

Beim Kauf neuer Schuhe

- Neue Schuhe tun eher weh und fühlen sich unangenehm an. Daher lassen Sie Ihre Lieblingsschuhe lieber fünfmal neu vom Schuster besohlen, anstatt ein neues Paar zu kaufen.

Wie beweglich ist Ihre Zehe?

TEST

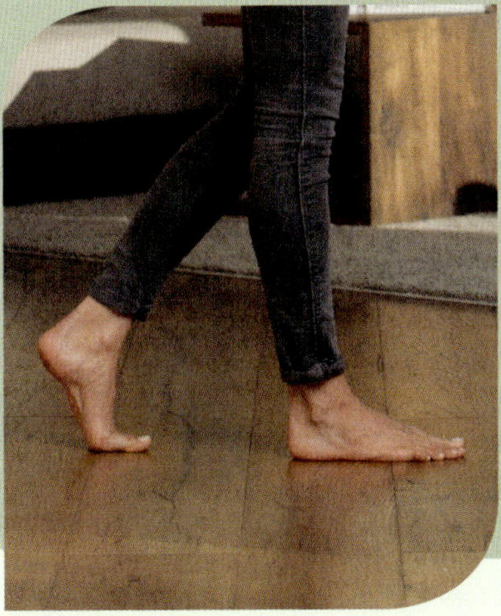

Test 1: Ziehen Sie die Zehe leicht nach vorne und versuchen Sie, sie vorsichtig zu kreisen. Wie groß ist der Radius der Zehe?

Test 2: Stellen Sie den Fuß nach hinten und überprüfen Sie, wie weit Sie den Zeh beugen können, wenn Sie das Gewicht durch Abwinkeln des Knies nach vorne verlagern.

- Sie haben immer den Eindruck, dass Sie keine Schuhe finden, die Ihnen wirklich angenehm sind.
- Es gibt eigentlich keinen Schuh, der Ihnen richtig gut passt. Sie machen meist Kompromisse.

Gangbild

- Langes Stehen fällt Ihnen schwer und langsames Gehen erschöpft Sie rasch. Sie machen gerne Nordic Walking und benutzen in den Bergen Stöcke.
- Sie haben im Stand und beim Gehen eine V-förmige Fußstellung; die Seite mit dem ausgeprägteren Hallux zeigt mehr nach außen. (Besonders gut lässt sich das im Schnee, auf sandigem oder feucht-erdigem Boden erkennen.)
- Auf einer Linie zu gehen fällt Ihnen zusehends schwerer.

Nebenschauplätze der Beschwerden

- Sehnenscheidenentzündung (Tendovaginitis)
- verspannte Fußrückseite, die sich wie eingeschnürt anfühlt
- Kältegefühl nach der Operation, das nach hinten zur Ferse wandert, obwohl die Füße warm sind
- Beim Sitzen beugen Sie Ihre Zehen gerne nach unten ab, indem Sie die Füße unter den Stuhl platzieren und den Fußrücken an den Boden drücken.
- flache Atmung, meist schnell mit hoher Atemfrequenz bei körperlicher Anstrengung
- plötzlich stechend einschießende Schmerzen in den Großzehen oder im Vorfußbereich – zunächst nur nachts, im weiteren Verlauf auch am Tag. Zur Linderung massieren Sie intuitiv Ihre Füße.
- Ihre Beschwerden haben nach dem 50. Lebensjahr plötzlich begonnen.

Inneres Erleben/Empfindungen

- Enttäuschung
- Sie fühlen sich von vielen Dingen überfordert und können sich gar nicht vorstellen, wie Sie das früher alles bewerkstelligt haben.
- Das klare Denken fällt Ihnen schwer und Sie wollen in letzter Zeit lieber Ihre Ruhe und Ihren Frieden haben.
- Sauberkeit, Ordnung, Pünktlichkeit und Struktur sind wichtige Faktoren, damit Sie sich wohlfühlen.
- Wenn Sie einen Hund gestreichelt haben, waschen Sie sich anschließend sofort die Hände. Feuchttücher gehören bei Ihnen immer ins Reisegepäck.

- Sie stehen Veränderungen weniger offen und spontan gegenüber, sondern müssen erst einmal in sich gehen, bevor Sie entscheiden.

Bisherige innere Einstellung zu Füßen und Großzehe

- Es ist Ihnen egal, was andere denken. Hauptsache, die Situation wird nicht schlimmer.
- Sie verzichten auf Schuhe mit offenem Zehenbereich.
- Gesundheit geht vor Schönheit. Sie tun viel, um Ihre persönliche Situation zu optimieren.
- Ihnen ist die Bedeutung der Füße schon immer wichtig gewesen.

Sie erinnern sich …

- dass Sie sich immer auf den Sommer gefreut haben, wenn Sie Ihre hübschen Sandalen tragen konnten.
- dass Sie eine Zahnspange tragen mussten, obwohl sie wehtat.
- dass Sie eigentlich schon immer eher flache Schuhe anstatt High Heels getragen haben.
- dass Ihre Großmutter dicke Großzehengelenke hatte.

Bisherige Diagnose

- Schleimbeutelentzündung
- Arthrose
- Gicht
- Rheuma
- Kapselriss
- Knorpelverlust
- Hallux rigidus
- Senk-Spreiz-Fuß

Bisherige schulmedizinische Empfehlung

- orthopädische Einlagenanfertigung
- Fußgymnastik
- „Da kann man nichts machen, das ist vererbt."
- Verzicht auf hohes und spitzes Schuhwerk
- Barfußlaufen
- sensomotorische Sohlen
- weiche Vorfußpolster

- mechanisches Ausbeulen/Weiten des Schuhs an der Stelle der Großzehe
- Ernährungsumstellung
- Einnahme von Omega-3-Fettsäuren

Bisherige alternativmedizinische Empfehlung

- Fußgymnastik
- Manualtherapie
- Homöopathie
- Familienaufstellung
- Ernährungsumstellung
- Bio-Schuhe
- Barfußlaufen
- Phytologie (Kräuterbehandlung)
- Akupunktur

Das haben Sie bisher selbst probiert

- Bewegung: Nordic Walking, Schwimmen, Radfahren oder anderen Sport
- Fußmassagen
- Fuß-Basenbäder
- flaches, breites, weiches Schuhwerk wie Turn- oder Wanderschuhe
- viel trinken, mindestens zwei Liter stilles Wasser täglich
- Verzicht auf Bier und Weißwein
- Fastenkuren
- Schuhzurichtung: Weitung am Großzehballen, Schmetterlingsrolle

Beweglichkeitstest Nummer 2

TEST

Setzen Sie sich und strecken Sie ein Bein so weit nach vorne, dass der Fuß auf der Ferse steht. Ohne die Zehen nach unten zu drücken, versuchen Sie nun, nur die Endgelenke der Zehen zu bewegen, nicht die ganzen Zehen. Nicht verzweifeln, auch wenn es anfangs unmöglich scheint: Es geht! Alles eine Frage der Übung.

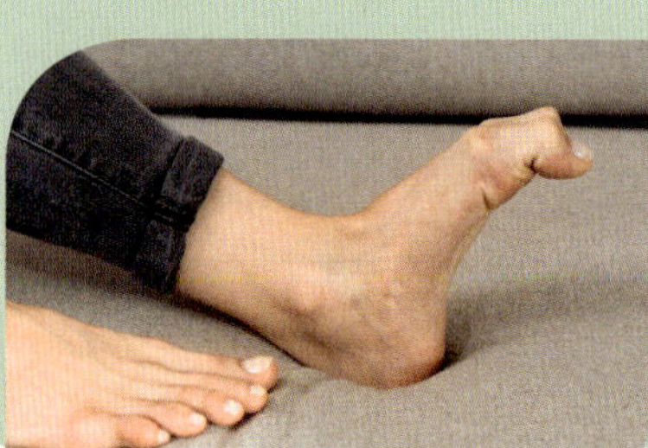

Der Neuanfang

Sind Sie an dem Punkt angelangt, an dem Sie sagen: „Jetzt reicht's!"? Dann ist es höchste Zeit, bisherige Lösungsansätze zu hinterfragen und sich auf die oft einfachen Dinge zu konzentrieren, die Sie vernachlässigt haben. Planen Sie die folgenden Schritte so konkret wie möglich und gehen Sie sie vor jeder Aktion im Kopf durch. Regeneration setzt sich aus vielen kleinen Teilchen zusammen.

Erste Hilfe/Symptom-Hilfe

- Tragen Sie großflächig Cremes auf, die Wermut oder Beinwell enthalten. Wenn Sie sie nur punktuell auf den Fuß streichen, werden ihre Wirkstoffe in zu geringen Mengen aufgenommen.
- Bei Chronifizierung können warme (!) Quarkwickel helfen. Dazu erwärmen Sie Speisequark, streichen ihn dick auf eine Kompresse oder auf ein Küchenhandtuch, schlagen dieses dann ein und legen den Wickel um das Großzehengrundgelenk, bis der Quark allmählich getrocknet ist.
- Besorgen Sie sich Abrollhilfen oder Schuhe mit weicher Bananensohle.
- Massieren Sie täglich gutes Olivenöl in Ihre Füße ein (Voraussetzung: Inhalt an Polyphenolen größer als 250 ppm, der an Ölsäure kleiner als 0,2 Prozent).
- Gehen Sie zur Akupunktur.
- Kaufen Sie sich breite Bequemschuhe, am besten in Bioqualität.
- Versuchen Sie es mit einer Blutegeltherapie, sie wirkt entzündungshemmend, blutverdünnend, gefäßerweiternd und schmerzlindernd.

Abklärung

Lassen Sie …

- Ihr Blut auf Blutzucker-, Triglycerid- und Harnsäurewerte testen. Der Harnsäurewert gibt Auskunft über eine mögliche Übersäuerung des Körpers. Triglyceride sind Fettwerte, die den Grad angeben, in dem vor allem die Leber belastet ist. Nicht abbaubare Fette werden im Gewebe und in Gelenken abgelagert. Ein hoher Blutzucker weist auf Diabetes hin.
- sich auf Histamin-, Gluten- und Laktoseunverträglichkeiten testen. Die Fusskartographie zeigt, dass Vorfußschmerzen nicht selten mit diesen Allergenen in Verbindung stehen. Scheinbar wird der Körper durch die als irritierend empfundenen Stoffe so gereizt, dass sich dies bei stark vernachlässigten oder geschwächten Füßen auch auf die Nervenenden auswirkt.
- kontrollieren, ob bei Ihnen eine Fettstoffwechselstörung vorliegt.
- als Frau Ihre Eierstöcke untersuchen.

- die Schilddrüse untersuchen.
- eine Angiografie zum Check des Gefäßsystems und möglicher Durchblutungsstörungen in den Füßen durchführen. Möglicherweise gibt es Auffälligkeiten aufgrund von Operationen, Gewebeschwellungen oder Narben.
- sich auf Borreliose testen.
- den Hormonstatus im Blut testen.
- sich auf Autoimmunerkrankungen untersuchen. Darmentzündungen können verhindern, dass genug Nährstoffe aufgenommen werden.
- Überprüfen Sie Ihren Vitaminstatus und Ihre Medikamente auf Dosis und mögliche Wechselwirkungen.
- Stellen Sie sicher, dass Sie durch Schuhwerk, Socken, Waschpulverreste in Strümpfen, Amalgam oder minderwertige Nahrung keine Gifte aufnehmen.
- Hinterfragen Sie, ob Sie an einem Burn-out-Syndrom leiden und Ihre Zellen dadurch deutlich an Energie verloren haben.
- Achten Sie auf Ihre Harnsäurewerte und kontrollieren Sie Ihren Urin regelmäßig mit Papierstreifentests aus der Apotheke.
- Ziehen Sie einen Osteopathen zurate, um mögliche weitere muskuläre Dysbalancen in den Beinen und Füße abzuklären.

Schritt 1: Lockern/Vermeiden/Weglassen

1. Meiden Sie unbedingt zu kurze, zu enge Schuhe (auch offene Schuhe, deren Riemchen und Bänder den Fuß einschnüren). Beobachten Sie Druckstellen an den Außenrändern des Vorfußes?
2. Entgiften Sie Ihre Füße (Essig-Fußbad, spezielle Entgiftungspflaster).
3. Vermeiden Sie Druckstellen auf das Grundgelenk durch Schuhnähte, Lederfalten des Schuhs, Riemchen oder Sockennähte.

Schritt 2: Verändern

1. Überprüfen Sie Ihre Schuhe auf ihre Passform (Art, Länge, Breite, Form, Fußabdruck auf der Einlegesohle).
2. Tragen Sie passende Schuhe drei Wochen lang am Stück (21-Tage-Prinzip).
3. Gehen Sie barfuß.
4. Kaufen und tragen Sie Schuhe mit hohem beziehungsweise freiem Zehenschuhrücken, die den Zehen genug Spielraum nach oben lassen.
5. Verändern Sie die Schuhschnürung. Lockern Sie am unteren Ende der Schnürung den Zug beziehungsweise öffnen Sie bei Klettverschlüssen oder Schnalle den Vorfußbereich so weit, dass kaum Zug vorhanden ist.

6. Wechseln Sie dreimal am Tag die Schuhe, auch wenn Sie vorwiegend sitzen. Wenn möglich, arbeiten Sie sitzend barfuß.
7. Reduzieren Sie Übergewicht.
8. Regen Sie Ihren Stoffwechsel an, indem Sie sich öfter bewegen.
9. Trinken Sie regelmäßig Leber- und Nierentees – über den Tag verteilt mindestens einen halben Liter. Das entgiftet den Körper.

Schritt 3: Stabilisieren/Trainieren/Hinzufügen

Innerlich:

1. Trinken Sie täglich pro Kilo Körpergewicht circa 35 Milliliter stilles Wasser, um die Ausscheidung von Stoffwechselabbauprodukten zu unterstützen.
2. Nehmen Sie 30 Minuten vor dem Essen Pankreas-Enzyme.
3. Führen Sie mindestens sechs bis acht Wochen lang zweimal täglich ein natürliches Bitterkräuterpräparat (Apotheke) zu – auf nüchternen Magen direkt nach dem Aufstehen und vor dem Zubettgehen.
4. Setzen Sie auf Heilpflanzen, um den Stoffwechsel anzuregen und Schmerzen zu lindern.
5. Lassen Sie im Notfall vom Spezialisten natürliche Stoffe in die Schmerz- und Akupunkturpunkte oder ins Gelenk injizieren (Neuraltherapie).
6. Lassen Sie die betroffenen Gelenke mittels Baunscheidt-Verfahren oder Schröpfen (Gelenke sind dafür aber in der Regel zu kleinflächig) behandeln.
7. Tragen Sie Arnika-, Rosmarin- oder Johanniskrautsalbe immer großflächig auf den Fuß auf, damit mehr Wirkstoffe aufgenommen werden können.
8. Nutzen Sie Basenbäder (Meersalz-Basenbad mit Olivenöl; Salz vorher mit Öl mischen) oder Weidenrindenfußbad.

Äußerlich:

1. Versuchen Sie es mit einer Blutegeltherapie, sie wirkt entzündungshemmend, blutverdünnend, gefäßerweiternd und schmerzlindernd.
2. Massieren Sie die Großzehenspitze sanft mit einer Ultraschall-Zahnbürste.
3. Lassen Sie sich Jurtin-Einlagen verschreiben. Sie bringen den Fuß mehr in die Supinationsstellung und entlasten so die Großzehengrundgelenke. Tragen Sie die Einlagen aber nur bei höherer Belastung, etwa beim Wandern.

Psyche:

Gerade beim Hallux rigidus wirkt die familiäre Disposition. Es lässt sich daher schwer auf direkte psychische Einflüsse schließen. Was tut intuitiv gut?

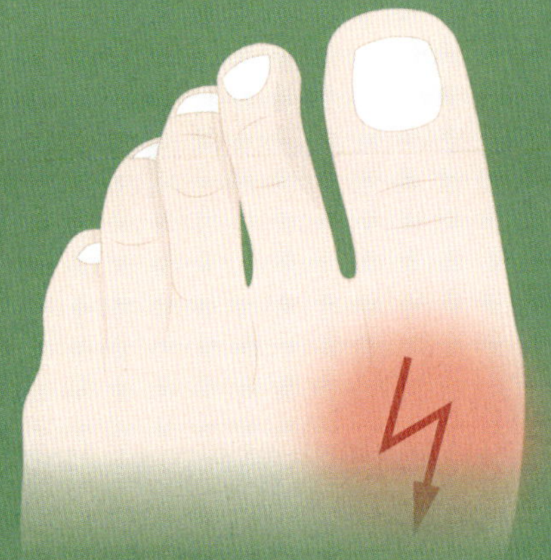

Hallux limitus

Bestandsaufnahme

Beschwerden

- Sie haben noch keine körperlichen Beschwerden, sondern eher seelische, weil Sie befürchten, es könnte schlimmer werden. Schließlich gibt es in Ihrer Familie bereits ein Hallux-Problem.
- manchmal leichtes Zwicken bei längerer Belastung wie zum Beispiel Joggen oder Wandern
- leichtes Vorfußbrennen bei längerer Belastung

Aussehen/Auffälligkeiten des Fußes

In letzter Zeit zeigt sich eine leichte Verdickung eines oder auch beider Großzehengrundgelenke, die früher nicht vorhanden war.

Aussehen/Auffälligkeiten bei getragenen Schuhen

Eigentlich ist alles in Ordnung, lediglich in schmalen, älteren Schuhen lässt sich schon ein leicht verstärktes Grundgelenk erkennen, weil es von innen drückt.

Beim Kauf neuer Schuhe

Ihr Kaufverhalten folgt eher den neuesten Farbtrends und Schuhformen und ist weniger präventiv gesundheitsorientiert – bei Alltagsschuhen genauso wie bei High Heels und Sneakers.

Gangbild

Bisher haben Sie nie darauf geachtet, aber lange Schritte und eine leichte Vorbeugung des Körpers beim Gehen sind Ihnen vertraut.

Nebenschauplätze der Beschwerden

- ab und an kalte Füße, teilweise auch im Sommer
- manchmal Spannungsgefühl und Stechen im Fersenbereich beziehungsweise in der Achillessehne
- Ab und zu tut das Kleinzehengrundgelenk weh beziehungsweise schmerzt die Fußaußenseite.
- Sie bemerken regelmäßig beziehungsweise immer häufiger Rücken- und/oder Nackenverspannungen. Im Knie zieht es ab und an leicht.

Inneres Erleben/Empfindungen

- Nicht Sie geben unter der Woche den Takt vor, sondern andere.
- Sie haben oft das Gefühl, dass Sie mit der Arbeit nicht fertig werden.
- Sie sind innerlich angespannt und permanent in Habachtstellung.
- Sie verspüren bei negativen Neuigkeiten um sich herum Unsicherheit, latente Ängste, Anspannung und ungute Gefühle – auch wenn die Neuigkeiten gar nichts mit Ihnen persönlich zu tun haben. Sie verspüren den Impuls, mit einem anderen Menschen darüber reden zu müssen (inneres Empfinden eines „Rede-Ventils").

Bisherige innere Einstellung zu Füßen und Großzehe

Keine; Sie fühlten sich bisher gesund.

Bisherige Diagnose

In der Regel waren die Betroffenen noch nicht beim Arzt. Wenn doch, sind diese Diagnosen am wahrscheinlichsten:

- Arthrose Stadium 1
- altersbedingter Gelenkverschleiß

Bisherige schulmedizinische Empfehlung

- Fußgymnastik
- orthopädische Einlagen
- Operation, je früher, desto besser
- sensomotorische Sohlen

Bisherige alternativmedizinische Empfehlung

- viel Bewegung, weniger Sitzen, Ausgleichssport
- Blutuntersuchung, um eventuelle organisch bedingte Mängel zu erkennen
- bei Übersäuerung: Ernährungsumstellung, Basenbäder

Das haben Sie bisher selbst probiert

Noch wenig; vielleicht haben Sie versucht, bequemere Schuhe zu tragen, oder sind in letzter Zeit öfter mal barfuß gegangen. Steiniger Boden ist aber nicht so Ihr Ding. Eventuell haben Sie eine Laufanalyse machen lassen. Ihre wirkliche Fußlänge (Schuhinnenlänge) haben Sie aber noch nicht ausgemessen.

Ist der Zeh normal beweglich?

TEST

Beugetest

Stellen Sie den Fuß nach hinten und überprüfen, wie weit Sie den Zeh beugen können, wenn Sie das Gewicht durch Abwinkeln des Knies nach vorne verlagern.

Großzehenkopf abknicken

Setzen Sie sich auf einen Stuhl und strecken Sie ein Bein so weit nach vorne, dass der Fuß bequem auf der Ferse stehen kann. Ohne die Zehen nach unten zu drücken, versuchen Sie nun, nur die Endgelenke der Zehen zu bewegen, nicht die ganzen Zehen. Geben Sie nicht sofort auf, wenn es nicht auf Anhieb klappt. Hier braucht es etwas Übung.

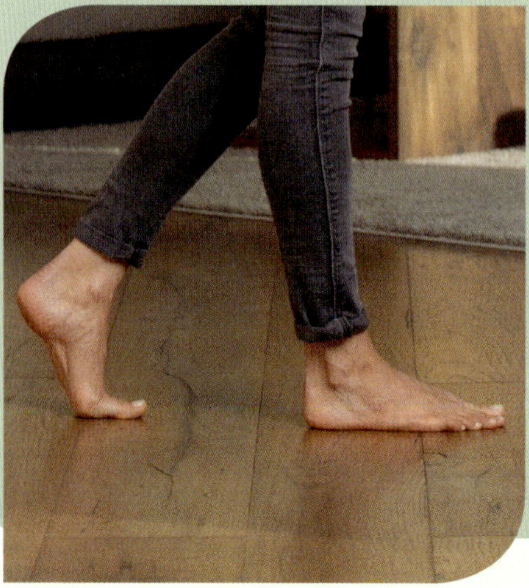

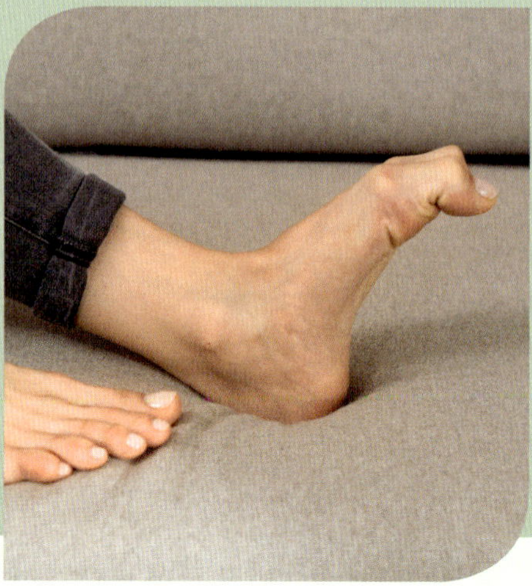

Der Neuanfang

Ich wünsche mir für Sie, dass Sie zu den fünf Prozent der Hallux-limitus-Menschen gehören, die auch ohne Fußbeschwerden und ohne wirklich ernsthaften Leidensdruck meine Empfehlungen und Übungen so ernst nehmen, dass Sie sich dauerhaft gut um Ihre Füße kümmern.

Sofortmaßnahmen

- Laufen Sie drinnen und draußen so oft wie möglich barfuß, solange es Ihnen ein gutes Gefühl verschafft.
- Verwenden Sie in Abständen von drei bis vier Wochen immer wieder durchblutungsfördernde Cremes für Ihre Großzehengrundgelenke.
- Tragen Sie Tabi-Socken oder -Strümpfe statt normalen Socken/Strümpfen, damit Ihre Großzehen sich möglichst frei und trotz Fußbekleidung unabhängig von den anderen Zehen bewegen können (siehe Bild).

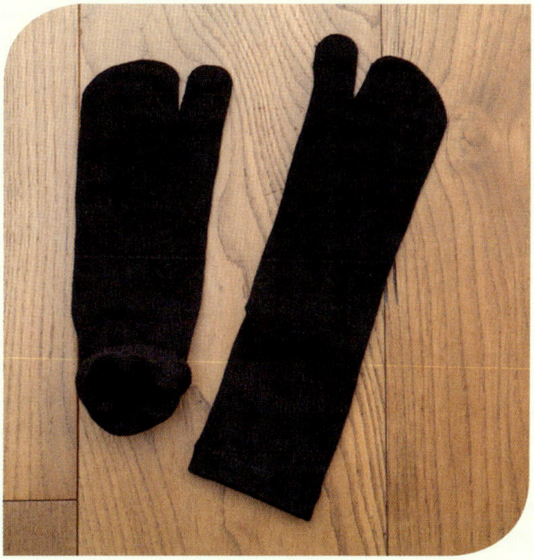

- Bewegen Sie die Großzehen möglichst oft aktiv, aber auch passiv, also mit den Händen.
- Versuchen Sie, chronischen Stress und Schlafmangel zu vermeiden.
- Arbeiten Sie mit Ihren Füßen. Setzen Sie sie im Alltag immer wieder aktiv ein, beipsielsweise um den Boden zu betasten, Dokumente zu zerreißen, heruntergefallene Gegenstände oder Kleidungsstücke aufzuheben …

Abklärung

Lassen Sie …

- Ihr Blut auf Blutzucker-, Triglycerid- und Harnsäurewerte testen. Der Harnsäurewert gibt Auskunft über eine mögliche Übersäuerung des Körpers. Triglyceride sind Fettwerte, die den Grad angeben, in dem vor allem die Leber belastet ist. Nicht abbaubare Fette werden im Gewebe und in Gelenken abgelagert. Ein hoher Blutzucker weist auf Diabetes hin. Überprüfen Sie generell regelmäßig Ihre Blutwerte.

- den Vitamin- und Mineralienstatus prüfen.
- sich auf Borreliose testen.
- den Hormonstatus prüfen.
- durch einen Atlas-Therapeuten oder Osteopathen abklären, ob Ihr oberster Halswirbel (Atlas) korrekt sitzt.
- Überprüfen Sie außerdem Ihren Medikamentenstatus, auch auf mögliche Wechselwirkungen.

Schritt 1: Lockern/Vermeiden/Weglassen

1. Gehen Sie in den hohen Zehenstand.
2. Machen Sie eine Faust und streichen Sie mit den Fingerknöcheln die Innenseite des Unterschenkels im Zickzack mindestens zehnmal fest von oben nach unten aus. Vorsicht: nicht bei Venenproblemen geeignet.
   Setzen Sie sich so hin, dass Ober- und Unterschenkel im 90-Grad-Winkel zueinander sind und die Knie über den Sprunggelenken stehen. Drücken Sie dann die Großzehen in den Boden und halten Sie die Spannung. Die Knie drücken Sie gleichzeitig nach außen. Wichtig ist, dass der Fuß sich nicht verschiebt und Sie den Zug im Längsgewölbe spüren.
3. Legen Sie einen dünnen Flachgummi um die Groß- und Kleinzehe. Versuchen Sie dann, die Großzehe bei gerade aufstehendem Fuß nach innen zu bewegen (siehe auch Übung Seite 151).
4. Versuchen Sie so oft wie möglich, die Großzehen mit den Händen zu bewegen – und auch ohne diese.

Schritt 2: Verändern

1. Überprüfen Sie Ihre Schuhe (inklusive Fotos) und tragen Sie passende Schuhe (nach Innenlänge gemessen) drei Wochen lang am Stück (21-Tage-Prinzip), damit Sie sich daran gewöhnen.
2. Kaufen und tragen Sie Schuhe mit hohem beziehungsweise freiem Zehenschuhrücken, die den Zehen genug Spielraum nach oben lassen.
3. Gehen Sie so oft wie möglich barfuß.

Schritt 3: Stabilisieren/Trainieren/Hinzufügen

Innerlich:

1. Versuchen Sie, Stoffwechsel und Entschlackung auf Trab zu halten, damit Ihre Gelenke frei von Ablagerungen bleiben (zum Beispiel durch regelmäßiges Schwitzen beim Sport oder in der Sauna).

2. Vermeiden Sie es, spätabends noch ausgiebig zu essen oder zu trinken. Zwischen der letzten Mahlzeit und dem Zubettgehen sollten mindestens drei bis vier Stunden liegen.

Äußerlich:

1. Bringen Sie Vielfalt in Ihr Leben. Gehen Sie unterschiedlichen körperlichen Aktivitäten nach (Joggen, Gärtnern, Schwimmen, Muskeltraining, Yoga, Gymnastik) und vermeiden Sie einseitige Bewegungsmuster.
2. Schonung ist für Ihre Gelenke das Gegenteil von Heilung. Nehmen Sie die Treppe statt den Lift oder nutzen Sie das Fahrrad, anstatt mit dem Bus oder der Straßenbahn zu fahren. Gehen Sie einfach mal für jeden Teller oder jedes Besteckteil einzeln in die Küche, wenn Sie den Tisch decken. Ihr Ziel sollte es sein, über den Tag verteilt auf 10 000 Schritte zu kommen.
3. Lernen Sie, kleinere Schritte zu machen, damit Ihre Großzehengelenke, falls Sie schon eine Veranlagung zum Hallux haben sollten, weniger stark strapaziert werden. Besser als lange Schritte mit starkem Fersenauftritt sind kurze schnelle Schritte.
4. Wenn Sie regelmäßig Joggen: Lernen Sie von Profis eine gute Vorfuß-Lauftechnik im Minimalschuhwerk (geringe Dämpfung).

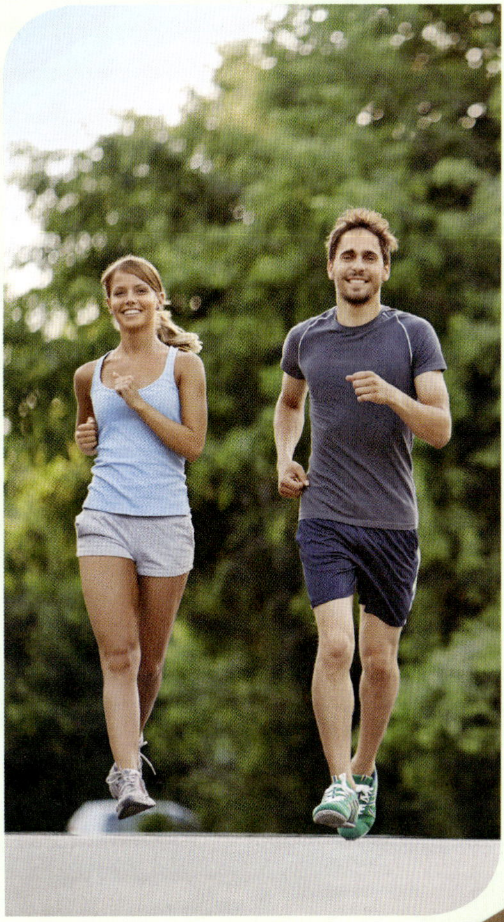

Psyche:

Vermeiden Sie es, im Alltag stets in der Komfortzone zu bleiben. Sind der Kopf und die Gedanken beweglich, wird der Körper ebenfalls beweglicher. Ihr Alltag sollte neugierig und vielfältig sein. Was halten Sie davon, wenn Sie sich jeden Tag überlegen, was Sie heute anders machen könnten als üblicherweise? Beispiel: Sie nehmen einen anderen Weg ins Büro oder Sie tragen Ihre Uhr so, dass die Ziffern auf dem Kopf stehen.

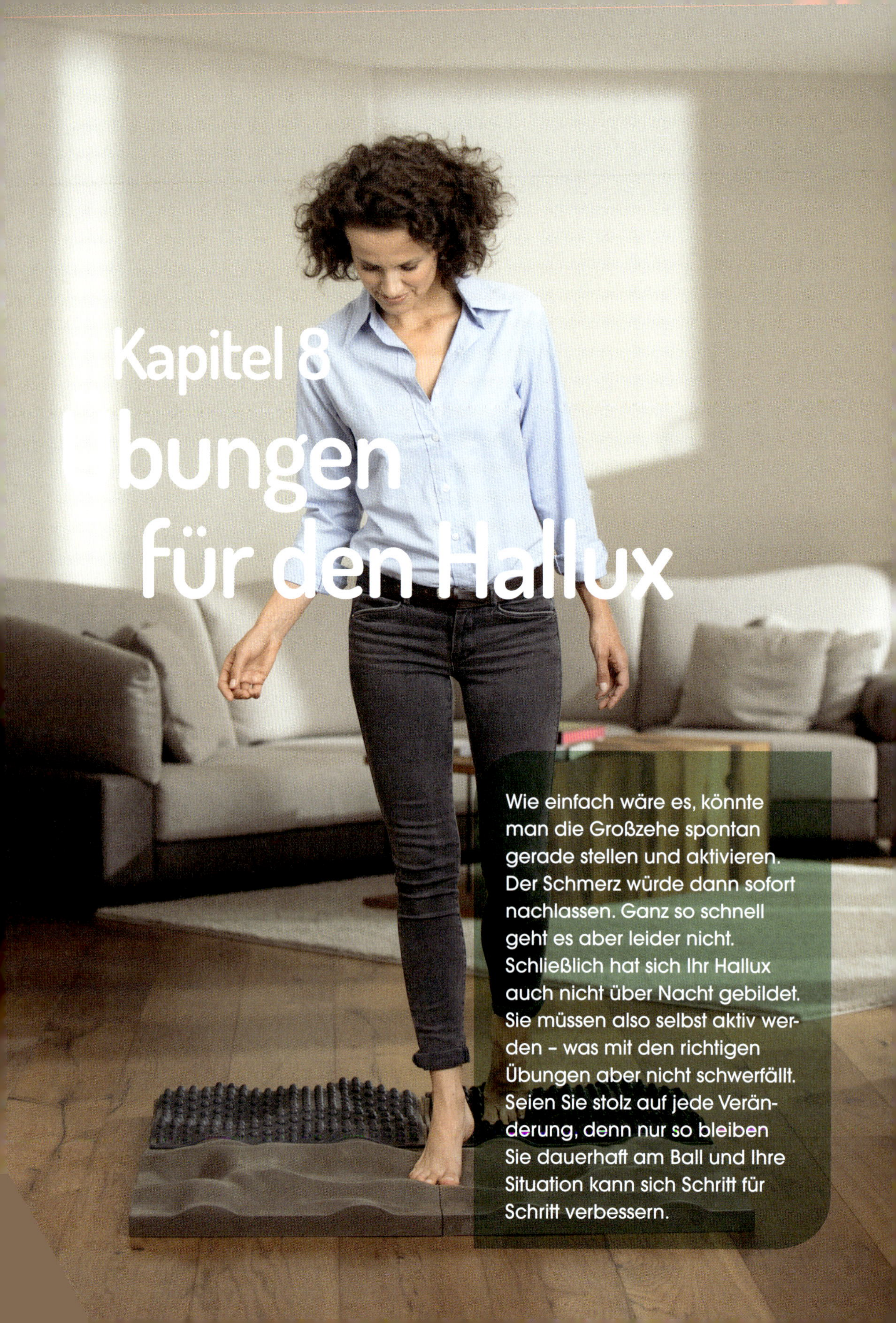

Kapitel 8

Übungen für den Hallux

Wie einfach wäre es, könnte man die Großzehe spontan gerade stellen und aktivieren. Der Schmerz würde dann sofort nachlassen. Ganz so schnell geht es aber leider nicht. Schließlich hat sich Ihr Hallux auch nicht über Nacht gebildet. Sie müssen also selbst aktiv werden – was mit den richtigen Übungen aber nicht schwerfällt. Seien Sie stolz auf jede Veränderung, denn nur so bleiben Sie dauerhaft am Ball und Ihre Situation kann sich Schritt für Schritt verbessern.

Werden Sie aktiv!

Das Training in der Theorie

Sie haben eine Hallux-Problematik und wollen eine Operation vermeiden? Dann müssen Sie zum einen die überforderte Muskulatur, die bisher praktisch Ersatzdienst leisten musste, entlasten. Dasselbe gilt für die Muskulatur, die den Großzeh verkrampft in seiner Schiefstellung hält. Im Gegenzug müssen die Muskeln gestärkt werden, die ihre Funktion nicht mehr richtig ausüben – im Falle des Hallux valgus also die Muskulatur, die es nicht mehr schafft, die Großzehe in der geraden Stellung zu halten.

Darüber hinaus müssen alle Muskeln wieder beweglicher werden, damit sie ihre Funktion wieder ausführen und sich bei Bedarf wieder entsprechend verkürzen und verlängern können. Dies gelingt nicht, indem der Muskel gezogen wird, sondern indem er in der Länge wächst. Und dazu müssen Sie regelmäßig für ein paar Sekunden einen entsprechenden Trainingsreiz setzen.

Dieser Trainingsreiz verändert nicht nur die Muskulatur, sondern sorgt auch für die Entwicklung weiterer Nervenbahnen und feinster Haargefäße im Fuß. Genauso stärkt er auf Dauer die dort befindlichen Sehnen und Knochen und vergrößert und strafft das Bindegewebe.

Wie aber sieht ein optimaler Trainingsreiz aus? Lassen Sie mich kurz von den Füßen zu den Armen abschweifen. Haben Sie schon einmal versucht, ein schweres Paket oder eine gefüllte Gießkanne mit lang nach vorne ausgestreckten Armen zu halten? Ja? Dann haben Sie sicher festgestellt, dass das nicht besonders gut funktioniert. Der Arm entwickelt nämlich dann am meisten Kraft, wenn er auf circa 50 Prozent gebeugt ist. Darum tragen wir schwere Gegenstände meist mit gebeugten Armen – oder auch am hängenden Arm, weil dann die Kräfte noch einmal anders wirken.

Um einen Muskel zu trainieren, ist es wichtig, ihn auf maximale Länge zu bringen und dann einen Widerstand zu setzen. Das heißt, Sie lassen ihn in maximaler Länge arbeiten, weil er hier besonders schwach ist und sich besonders schwertut. Das klingt nach Arbeit und ja: Das ist es auch. Denn Sie bringen den Muskel damit definitiv aus seiner Komfortzone heraus. Das heißt aber auch, dass Sie sehr schnell einen sogenannten Trainingsreiz erreichen, den Muskel also beanspruchen und herausfordern. Das führt in der Regel in den darauffolgenden Tagen zu Muskelkater. Da der Muskel sich aber an die Situation anpasst, beim nächsten Mal also schon besser vorbereitet ist, werden Sie merken, dass Sie schon bei einer Wiederholung am nächsten oder übernächsten Tag weniger Muskelkater haben. Das liegt daran, dass in kürzester Zeit Aktin-Myosin-Filamente eingebaut wurden.

Und nun stellen Sie sich vor, dass Sie diesen Trainingsreiz – mit einer gewissen Steigerung – kontinuierlich und regelmäßig über Wochen und Monate wiederholen. Das Ergebnis ist eine Kräftigung und damit auch eine Verlängerung des Muskels. Bezogen auf die Großzehe hätten Sie so zwei gute Ziele erreicht:

- Der Muskel, der vorher verkrampft war, ist besser durchblutet und lockerer, weil er mehr Länge hat.
- Das Großzehengrundgelenk ist deutlich entlasteter und hat die Chance, eine verbesserte Stellung einzunehmen. Natürlich stellt sich die Situation am Fuß

Werden Sie ihr eigener Therapeut

Bitte entschuldigen Sie die leichte Ironie, die jetzt kommt. Aber wissen Sie, was das Wort „Patient" bedeutet? Ein Patient ist deshalb Patient (das Wort kommt vom lateinischen „patiens", was „erduldend, ertragend, ausharrend" bedeutet), weil er die Bewusstseinskontrolle über seinen eigenen Körper verloren hat und die Verantwortung voll und ganz in die Hände des Therapeuten oder Arztes gelegt hat. Ganz ehrlich: Haben Sie auch immer die Hoffnung gehegt, dass Ihr Arzt das Problem für Sie löst? Wenn Sie wirklich etwas verändern beziehungsweise verbessern wollen, müssen Sie sich von dieser Vorstellung verabschieden. Die Heilung liegt schließlich in Ihnen. Sie sind der beste Arzt und Therapeut. Sie geben die Richtung vor. Ihr Körper verfügt über enorme Selbstheilungskräfte, was viele Menschen aber leider vergessen, weil die moderne Medizin mit schnellen Lösungen und Heilsversprechen lockt. Ohne die großartigen Errungenschaften der Medizin infrage zu stellen: Jeder sollte sich wieder an das erinnern, was er selbst zu seiner Genesung beitragen kann.

etwas komplexer dar als beispielsweise am Arm. Deshalb ist es wichtig, sich hier individuell von einem Experten begleiten zu lassen. Unsere Füße und ihre Wirkung auf den Körper sind zu komplex, als dass sich das Thema mit ein paar einfachen Übungen abhandeln ließe. Es reicht leider nicht, sich zu Hause aufs Sofa zu setzen und mit dem Igelball ein paar Fußbewegungen zu machen. Verstehen Sie mich nicht falsch. Wenn Sie das tun, dann machen Sie schon mehr als 98 Prozent aller Geplagten. Aber es ist eben nicht genug – vor allem dann nicht, wenn sich schon eine leichte bis mittlere Hallux-Problematik ausgebildet hat.

Bitte beachten Sie Grundsätzliches: Ihre Füße und Ihr Hallux fristen seit langer Zeit ein geschwächtes Dasein. Wenn Sie die Übungen ausprobieren wollen, beginnen Sie daher bitte äußerst vorsichtig, sanft und mit wenig Kraft und Wiederholungen. Beobachten Sie am nächsten Tag die Wirkung. Suchen Sie sich für den Start auch nur eine Übung aus. Sollten zunächst Schmerzphänomene auftreten, wissen Sie so, welche Übung dafür verantwortlich ist.

Gehen Sie niemals in den Schmerz hinein oder halten Sie ihn aus, denn das schadet Ihrer Großzehe mehr, als es ihr nützt. Muskelkater hingegen ist ein Zeichen für die Wirksamkeit der Übung.

Nehmen Sie sich bewusst Zeit für die Übungen. Üben Sie nicht halbherzig nebenbei oder unter Zeitdruck, das bringt nichts und hilft auch Ihrer Großzehe nicht. Suchen Sie sich einen ruhigen Ort, wo Sie weder vom Telefon noch vom Fernseher oder von anderen Menschen abgelenkt werden. Wie gesagt, die Hälfte des Übungserfolges liegt in Ihrem Kopf verborgen. Nutzen Sie das aus!

Machen Sie sich vor jeder Übung bewusst, warum Sie sie durchführen (Zweck/Sinn) und wie Sie sie exakt üben sollten (Vorgehensweise). Denken Sie daran: Wenn sich die Großzehe und Ihre Füße verändern, dann verändert sich auch Ihr Körper. Die Übungen dienen nicht nur dem Zweck, Ihre Großzehe zu bewegen oder sie wieder in die richtige Stellung zu bringen. Sie verändern auch das komplette Bewegungsmuster in Ihrem ganzen Körper – vorausgesetzt, Sie üben regelmäßig, über Tage und Wochen. Ist das nicht toll?

Gleichzeitig dienen die Übungen als Indikator dafür, dass Sie auf dem richtigen Weg sind. Wenn Sie sie korrekt umsetzen, werden sich nach einiger Zeit die ersten Erfolge zeigen. Trotzdem ist das hier keine Übungsanleitung nach dem Motto „Führen Sie diese Übungen über sechs Monate aus, dann ist Ihre Großzehe wieder gerade“. Die Übungen sind Impulse, die bei jedem Menschen anders wirken können. Immer aber sind sie eine echte Chance, dem Hallux auf natürliche Weise erfolgreich entgegenzuwirken.

So üben Sie richtig

Für alle drei Hallux-Varianten gelten ein paar wichtige Grundregeln:

- Lernen Sie, die neue Gewohnheit in Ihren Tagesablauf zu integrieren, sodass sie genauso normal werden wie zum Beispiel das Zähneputzen. Sie können sich auch einen Erinnerungshinweis setzen, einen sogenannten Anker, und sich zum Beispiel einen roten Waschlappen unter die Bettdecke legen, im Bad einen kleinen Stein mit lachendem Gesicht auf den Waschbeckenrand platzieren, den Wecker 15 Minuten früher stellen oder die TV-Fernbedienung jeden Abend in eine Schublade stecken und beim Herausnehmen überprüfen, ob Sie Ihre Übungen schon gemacht haben. Seien Sie kreativ!
- Üben Sie mindestens drei- bis sechsmal pro Woche. Gerne auch öfter.
- Steigern Sie sich immer mehr: Beginnen Sie mit wenigen Wiederholungen und kurzen Übungszeiten und machen Sie dann nach und nach langsam immer mehr. Achten Sie dabei auf die Signale Ihres Körpers: Fordern Sie sich, aber überfordern Sie sich nicht. Nicht jeder Tag ist gleich, mal geht es besser, mal weniger gut.
- Beginnen Sie vor den Übungen immer zunächst mit den passiven Warm-up-Anwendungen des Ausstreichens und Drückens als Vorbereitung für Ihre Muskulatur (siehe ab Seite 138).

Noch ein paar wichtige Hinweise

Wahrscheinlich scharren Sie schon buchstäblich mit den Füßen, um endlich mit den Übungen zu beginnen. Davor möchte ich Ihnen noch ein paar Hinweise mit auf den Weg geben:

Üben Sie so, wie es zu Ihnen passt. Übungsdauer und -intensität sollten individuell auf die Stärke der Schmerzsymptomatik, die Symptomdauer und den Schweregrad der Gelenksdeformität abgestimmt werden. Angaben zur Wiederholungszahl sind daher nur eine Richtgröße. Hören Sie immer auf Ihre innere Stimme, seien Sie achtsam und sensibel. Folgen Sie Ihrem Wohlgefühl und steigern Sie die Intensität langsam, damit sich Ihr Körper kontinuierlich an die sich erhöhende Belastung anpassen kann.

Achten Sie auf Ihr Gewicht. Sollte Ihr Körpergewicht deutlich über dem Normalgewicht liegen, rate ich Ihnen, es zu reduzieren. Die Belastung der Großzehe und des Großzehengelenks ist aufgrund der anatomischen Situation sowieso schon erhöht. Jedes Kilo Körpergewicht, das Sie unnötig mit sich führen, belastet Ihre Füße und somit die Großzehe und das Gelenk um ein Vielfaches.

Kommen Sie in Bewegung. Gymnastische Übungen, die den Fuß in seiner natürlichen Bewegung fördern, Sportarten, die den Stoffwechsel auch in den Beinen und Füßen verbessern (Schwimmen oder Radfahren) sind eine gute Ergänzung zu den speziellen Übungen auf den folgenden Seiten. Sollten Ihre Symptome schwerwiegend sein, ist zunächst allerdings eine generelle Entlastung wichtig, um die Schmerzsymptome zu reduzieren. Greifen Sie daher in diesem Fall anfangs, auch wenn es nicht nachhaltig ist, auf weiches Schuhwerk zurück oder benutzen Sie Gehhilfen, um die Fußbelastung zu reduzieren. Leiden Sie zusätzlich an Entzündungen, sollten Sie das Gelenk, bevor Sie mit dem Übungsprogramm starten, durch kühlende Wickel regenerieren oder bei nicht entzündlichen Gelenksymptomen auf wärmende Bäder oder Moorpackungen zurückzugreifen. Das wird Ihren Füßen guttun und den Start in die aktive Phase erleichtern.

Stecken Sie sich ein Ziel. Was wollen Sie erreichen? Wie sähe Ihr Ziel aus, wenn es schon so weit wäre? Sind Sie sich im Klaren darüber, was Sie wollen? Haben Sie ein ganz unverkennbares Bild vor Augen? Können Sie dieses Ziel spüren? Fühlen Sie es? Können Sie sich in die Situation, die Sie erreichen möchten, bereits jetzt gut hineinversetzen?

Fragen Sie sich nach dem Sinn. Warum wollen Sie etwas ändern? Wollen Sie nur von Ihrer schlechten Situation weg oder wollen Sie zu etwas hin, sind Sie also voller Vorfreude auf ein positives Ereignis? Glauben Sie mir, das ist ein entscheidender Unterschied. Spüren Sie in sich hinein und erkennen Sie den tieferen Sinn für sich selbst (nicht für andere). Sehen Sie den Vorteil und Wert, den die veränderte Situation mit sich bringt.

Wichtig ist, dass Ihr Empfinden so stark ist, dass Sie sich sogar morgens beim Aufwachen auf die Veränderung freuen, wie bei einer Urlaubsreise. Da können Sie es auch kaum erwarten, ans Ziel zu kommen. Und diese Vorfreude ist im gesamten Körper zu spüren. Genauso muss es Ihnen gehen, wenn Sie an die Gesundung Ihrer Füße denken.

Wecken Sie starke Gefühle in sich. Damit sind wir wieder bei den Emotionen. Das positive Ziel, das Sie anstreben, muss starke, positive Gefühle in Ihnen wecken. Sie sorgen nämlich dafür, dass die Motivation nicht nachlässt. Außerdem unterstützen gute Gefühle Sie auch im unbewussten Zustand, weil sie über neuronale Bahnen durch den Körper geleitet werden und so für Entspannung sorgen und Ihnen helfen zu regenerieren. Freude, Liebe und gute Gefühle wirken sich auf den gesamten Organismus aus, und Menschen, die das bewusst für sich nutzen, sind deutlich weniger empfänglich für Schmerzen und verkrampfte Muskulatur. Wollen Sie nicht auch zu diesen Menschen gehören?

Seien Sie mit allen Sinnen dabei. Unser Körper ist seit Urzeiten für Bewegung ausgelegt, unsere gesamte Statik spricht dafür. Damit Körper und Geist gesund bleiben, ist es deshalb unabdingbar, körperlich aktiv zu sein. Dabei kommt auch den natürlichen Reizen eine bedeutsame Rolle zu. Gehen Sie viel barfuß – nicht im Haus, sondern auf natürlichen Untergründen. Gehen Sie regelmäßig spazieren, schauen Sie sich das Grün an. Nehmen Sie die Elemente wahr: Wind, Sonne, Regen. Damit versorgen Sie Ihr Gehirn mit neuen Reizen und da das Gehirn bis ins hohe Alter die Fähigkeit besitzt, sich zu verändern und neue Nervenbahnen zu bilden, hilft Ihnen das, geistig stark und fit zu bleiben.

Vertrauen Sie auf die Kraft der Rituale. Je regelmäßiger Sie sich mit etwas beschäftigen, desto schneller wird es zur Gewohnheit und zu einem persönlichen Ritual. Positive Gewohnheiten, die durch häufiges Wiederholen in jede Ihrer Zellen einprogrammiert sind, arbeiten für Sie, ohne dass Sie bewusst darüber nachdenken. Sie gleiten quasi ins Unbewusste ab. Das beste Beispiel dafür ist die Fähigkeit, ein Auto zu lenken. Erinnern Sie sich noch an Ihre ersten Fahrstunden? Wie Sie auf alles geachtet haben und sich wahrscheinlich schnell überfordert fühlten? Und heute? Da denken Sie nicht mehr darüber nach, wie Sie schalten müssen oder blinken. Nein, Sie konzentrieren sich auf den Verkehr und den Rest erledigen Sie fast wie im Schlaf.

Um so weit zu kommen, müssen Sie zunächst bewusst, intensiv und regelmäßig die einzelnen Schritte üben. Je älter Sie sind, desto häufiger müssen Sie die einzelnen Schritte wiederholen, um sie dauerhaft zu speichern. Wichtig ist, sich nicht zu verbeißen, also nicht die Gelassenheit zu verlieren. Denn alles, was Sie verbissen tun, macht Sie starr und versperrt den Blick auf das Ziel.

Widerstehen Sie dem inneren Schweinehund. Manchmal scheint es, als würde ein kleines Männchen auf unserer Schulter sitzen und uns ins Ohr flüstern: „Ach, das brauchst du nicht. Das geht auch anders. Du musst dich auch mal ausruhen." Ja, wenn Sie absolut keine Lust haben, dann können Sie sich auch mal einen Tag lang erholen. Hören Sie aber auch auf das Männchen auf der anderen Schulter, das Ihnen zuwispert, wie gut es doch ist, für sich zu sorgen. Wenn Sie nämlich eine positive Kette unterbrechen, die Sie über einen längeren Zeitraum aufgebaut haben, fällt es doppelt schwer, wieder anzufangen. Und bevor Sie demotiviert sind, weil sie fünfmal neu starten, nehmen Sie sich lieber meine Worte zu Herzen und lassen Sie sich überzeugen, dass es sich lohnt, den Weg regelmäßig zu gehen.

Belohnen Sie sich zwischendurch. Neben einem langfristigen Ziel sollten Sie sich auch kurzfristige Zwischenziele setzen und sich entsprechend belohnen, wenn Sie diese erreicht haben. Denn Belohnung ist der Motor für Ihre Motivation. Jeder kleine Erfolg, den Sie verzeichnen, löst durch den Botenstoff Dopamin Glücksgefühle in Ihrem Körper aus. Dopamin sorgt dafür, dass sich die Gefäße weiten und sich der Organismus insgesamt in einem harmonischen und aktiven Zustand befindet. Gleichzeitig bestätigt Sie Ihr Erfolg in Ihrem Tun, und so steigt die Lust, weiterzumachen und sich ein neues Ziel zu setzen. Das ist wie eine positive Spirale.

Seien Sie geduldig mit sich. Der Anfang braucht die meiste Kraft, dann wird es leichter: Haben Sie sich schon mal ein neues Hobby zugelegt? Bei allen Dingen, die wir neu erlernen, holpert es zu Beginn. Wir müssen uns darauf einstellen, Anfänger zu sein. Das ist in der Regel aufwendig, kostet Kraft und Energie. Sobald aber ein gewisser Automatismus drin ist, wird es leichter. Verlieren Sie nicht die Geduld. Wenn etwas nicht gleich funktioniert, ist das kein Beinbruch. Ermuntern Sie sich selbst, so wie Sie ein kleines Kind ermuntern würden, das gerade seine ersten Schritte übt. Nie würden Sie auf die Idee kommen, es zu drängen oder für seine Fehler zu bestrafen.

Alles, was man im Leben erreichen will, ist mit Engagement verbunden. Das kann Ihnen niemand abnehmen. Sehen Sie Ihren Weg wie eine Bergbesteigung. Wenn Sie am Fuße des Berges stehen, sind Sie beeindruckt von seiner Höhe, vielleicht zweifeln Sie sogar ein bisschen, ob Sie es schaffen, ganz nach oben zu kommen. Aber dann begeben Sie sich auf den Weg und lassen den Berggipfel nicht aus den Augen, obwohl Sie die Aufmerksamkeit während des Aufstiegs immer auf den nächsten Schritt richten. Irgendwann sind Sie oben und haben Ihr Ziel erreicht – ein wunderbares Gefühl, es geschafft zu haben.

Geschriebenes hat einen langen Atem

Sie haben sicherlich schon eine ganze Reihe Bücher im Schrank stehen und viele Artikel im Internet gelesen. Aber es bringt Ihnen nur dann einen Mehrwert, wenn Sie das Geschriebene auch anwenden. Es gibt im Coaching die sogenannte 72-Stunden-Regel. Wenn Sie sich ein Ziel gesetzt haben und motiviert sind, sollten Sie innerhalb von 72 Stunden den ersten Schritt machen, der Sie Ihrem Ziel näherbringt. Warten Sie länger, nimmt die Motivation kontinuierlich ab und Sie brauchen wieder mehr Kraft und Energie, um zu starten. Vielleicht gibt es ja in Ihrem Umfeld Mitmenschen, die Sie unterstützen können. Wenn Sie merken, dass Sie selbst Schwierigkeiten haben, sich ausreichend zu motivieren, schließen Sie sich mit anderen Menschen zusammen.

Vorbereitende Übungen

Diese Übungen sind als Einstieg gedacht und helfen Ihnen, in sich hineinzuspüren. Wechseln Sie immer wieder mal ab, damit das Nervensystem, die Muskulatur und das Bindegewebe neue Impulse bekommen.

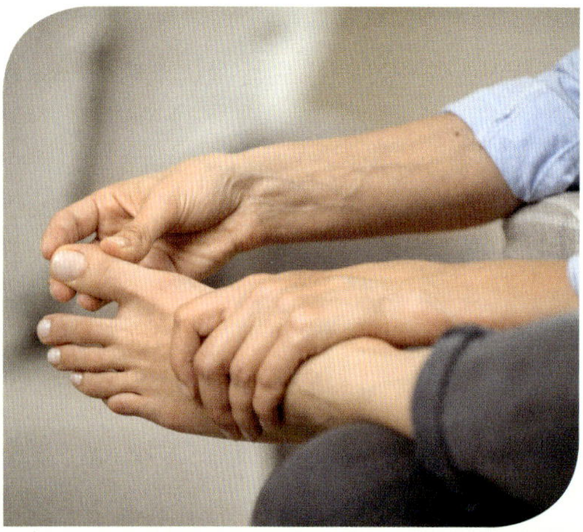

Das Grundgelenk passiv aktivieren

Zur Mobilisierung.

Bewegen Sie die Großzehe manuell in alle Richtungen. Achten Sie dabei darauf, dass das Endgelenk ruhig bleibt und die Bewegung nur im Grundgelenk wirkt. Fixieren Sie den Fuß dazu mit einer Hand und bewegen Sie mit der anderen den Zeh im Grundgelenk. Die Bewegungsrichtungen sind: rein/raus, nach oben/unten, nach innen/außen, in sich verdrehen nach links und rechts mit permanentem leichten Zug nach vorne.

Sensomotorische Stimulation

So regen Sie die Durchblutung und die Empfindung Ihrer Fußsohle an.

Streichen Sie die Fuß- und Wadenmuskulatur mit einem schmalen, abgerundeten Gegenstand leicht aus – an den Füßen von hinten nach vorne und an der Wadeninnenseite von oben nach unten. Wichtig: Ungeeignet bei Krampfadern, offenen Hautstellen und Durchblutungsstörungen im Bein.

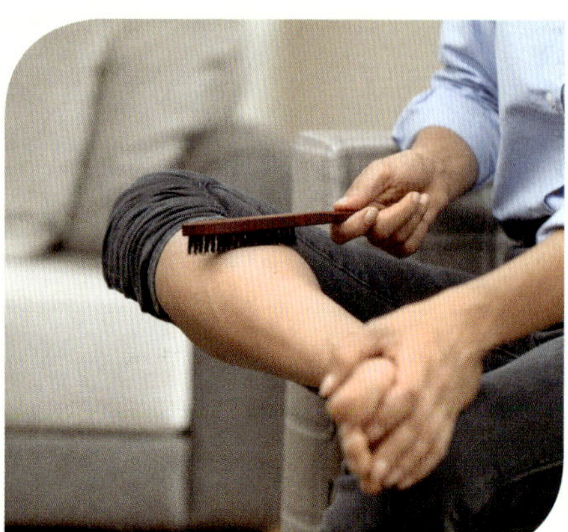

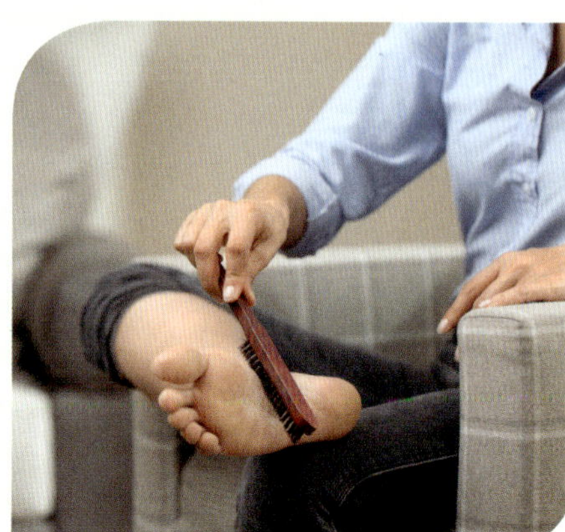

Gerade Kniebeuge

Trainiert eine gerade Fuß-Bein-Achse.

1. Stellen Sie Ihre Füße hüftbreit nebeneinander, sodass sie gerade nach vorne zeigen. Verlagern Sie Ihr Körpergewicht mehr auf den Außenrand Ihrer Füße, halten Sie jedoch mit der Großzehe Kontakt zum Boden.
2. Nun beugen Sie die Knie so weit, wie Sie kommen, allerdings nicht tiefer als Kniehöhe – als wollten Sie sich auf einen Stuhl setzen. Wichtig dabei ist, dass die Knie immer hinter den Füßen bleiben und sich auf der Höhe der zweiten bis dritten Zehe befinden, sich also nicht nach innen oder nach außen schieben.

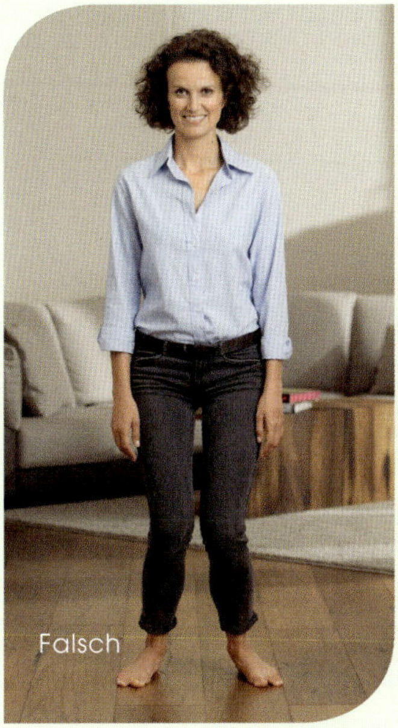

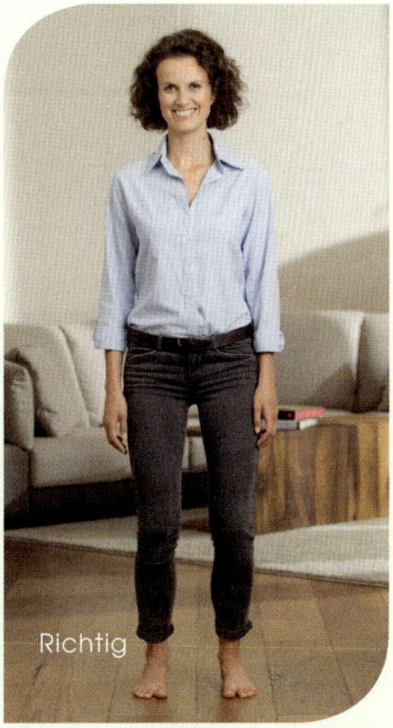

3. Halten Sie die Beugung für einige Sekunden und wiederholen Sie die Übung anschließend noch zwei- bis fünfmal.

Wichtig: Gehen Sie während der Aufwärtsbewegung nicht in die komplette Kniestreckung, sondern halten Sie die Knie stets leicht gebeugt. Die Großzehe bleibt während der Übung permanent am Boden. Der Rücken ist gerade und der Blick geht nach vorn/unten. Achten Sie während der Abwärtsbewegung auf eine gerade Fuß-Bein-Achse.

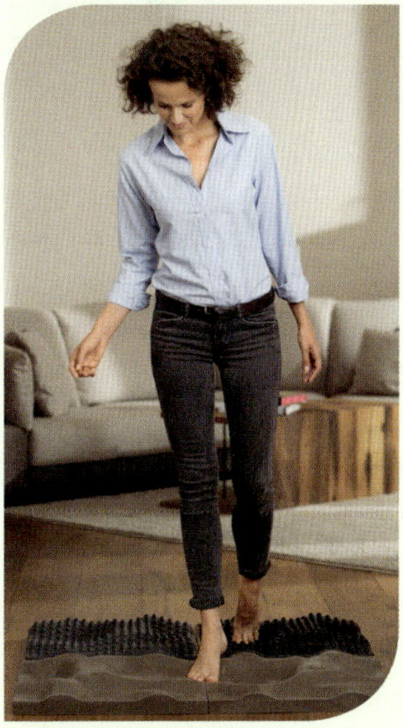

Unebene Fläche

Simuliert das Barfußgehen.

Stehen und gehen Sie ein paar Minuten auf einer Strukturplatte oder bauen Sie sich selbst eine unebene Fläche. Sie sollte nicht zu weich sein (Bild rechts).

Allgemeine Übungen für die gesunde Großzehe

Nachfolgende Übungen können Sie bei allen drei Hallux-Problemen durchführen. Bitte achten Sie jedoch wie bereits erwähnt darauf, Ihre ohnehin belastete Großzehe nicht noch zusätzlich zu überfordern.
Auch als präventive Maßnahme sind die nachfolgenden Übungen gut geeignet.

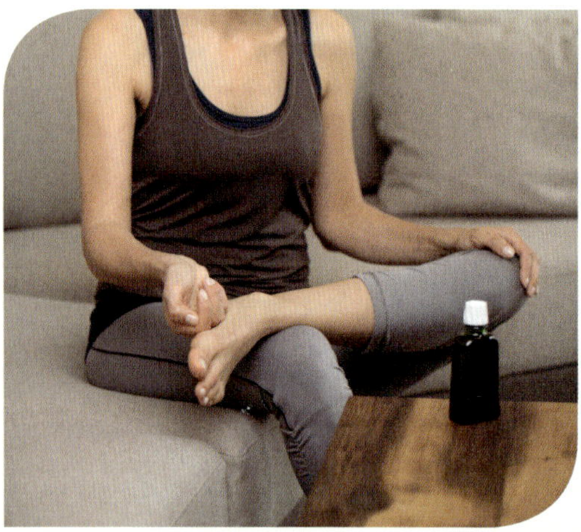

Längsgewölbe ausstreichen

Lockert und aktiviert die Zugmuskulatur für einen geraden Hallux.

1. Legen Sie ein Bein so über das andere, dass Sie mit der Hand an den Fuß kommen.
2. Ballen Sie eine Faust und streichen Sie mit den Fingergelenken das Innengewölbe mit mäßigem bis kräftigem Druck aus. Ist das zu anstrengend, können Sie auch den Handballen benutzen.

Tipp: Machen Sie diese Übung öfter zwischendurch – und vor allem immer, bevor Sie mit den anderen Übungen starten.

Die Wäscheklammer

Gibt den für die Schiefstellung verantwortlichen verkürzenden Großzehenmuskeln Längenimpulse, damit sie nachgeben.

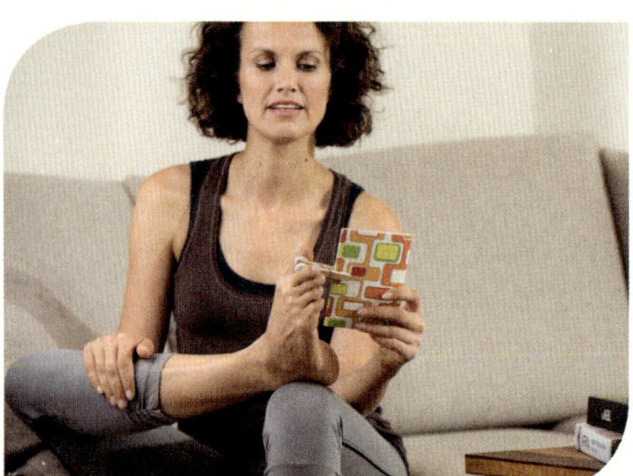

1. Kleben Sie kleine Polster (Stuhlfilzgleiter) an die Enden einer Holzwäscheklammer.
2. Klemmen Sie sich die Wäscheklammer zwischen die erste und zweite Zehe und versuchen Sie dann, sie mit der Kraft Ihrer Zehen an den Rand eines Kartons zu heften. Dabei dürfen die Zehen nur gegeneinander gedrückt werden, sich aber nicht nach unten verkrallen. Steigern Sie die Wiederholungsrate zusehends.

Finger zwischen die ersten beiden Zehen

Fördert die gerade Bewegung der Großzehe.

1. Schlagen Sie das rechte Bein über das linke und umgreifen Sie die rechten Zehen mit der linken Hand. Dabei geht der Zeigefinger zwischen die erste und zweite Zehe.
2. Ziehen Sie alle Zehen nach oben, halten Sie sie und versuchen Sie dann, die Zehen gegen den Widerstand der Hand nach unten zu drücken.
3. Im Anschluss wechseln Sie die Richtung: Die Finger drücken alle Zehen nach unten in die Beugung, während Sie versuchen, die Zehen gegen den Widerstand der Finger beziehungsweise der Hand nach oben zu drücken. Beachten Sie: Wenn Sie den Finger zwischen die erste und zweite Zehe nehmen, spreizen Sie passiv die Gelenke. Seien Sie daher achtsam.

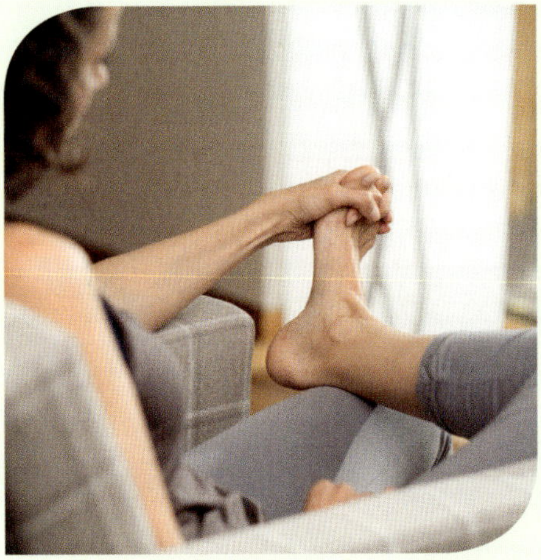
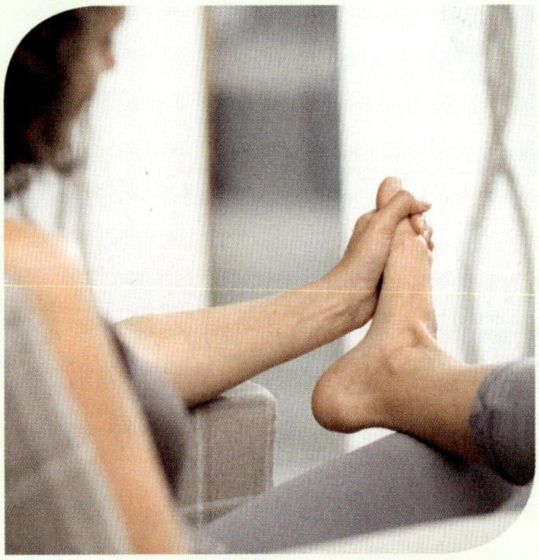
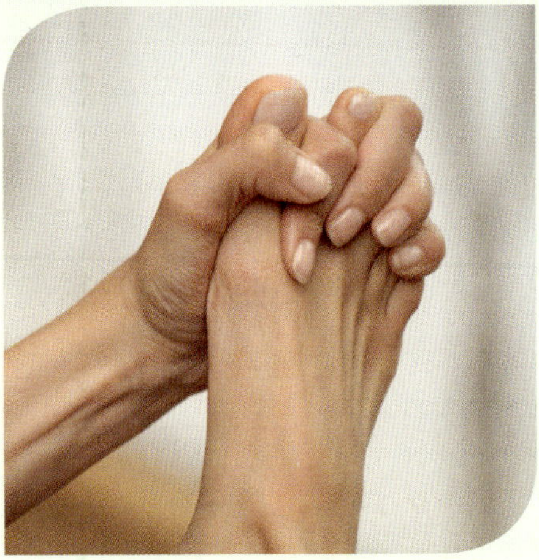
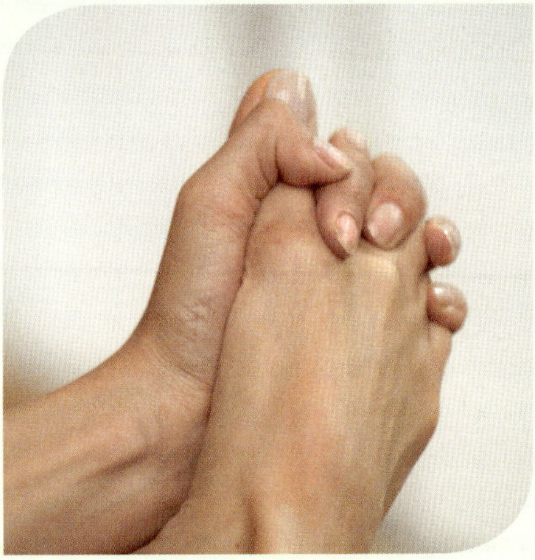

Der Luftballon

Unterstützt die gerade Auf- und Abwärtsbewegung der Großzehen im Duett.

1. Schneiden Sie einen Luftballon an derjenigen Stelle durch, an der er beginnt, dicker zu werden.
2. Setzen Sie sich auf einen Stuhl, ziehen Sie den „Luftballongummi" über beide Großzehen und strecken Sie die Beine aus. Die Ferse und das Sprunggelenk drücken Sie aneinander.
3. Jetzt bewegen Sie alle Zehen, auch die Großzehen, gleichmäßig auf und ab. Der Ballon zieht dabei die Zehen leicht in die Körpermitte, allerdings nur, wenn Sie die Fersen und Sprunggelenke zusammenhalten.
4. Sollte dies gut gelingen und verspüren Sie am nächsten Tag keine Probleme, können Sie die Anforderung erhöhen, indem Sie die Füße etwas weiter auseinandernehmen. Dadurch erhöht sich die Spannung des Luftballons zwischen den Großzehen und die Neigung der Zehen verringert sich.
5. Steigern Sie die Dauer und Wiederholungsrate dieser Übung bedächtig.

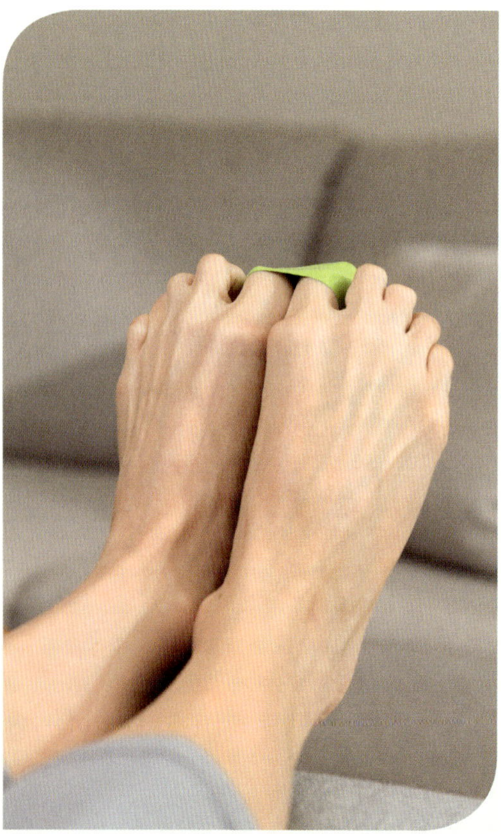

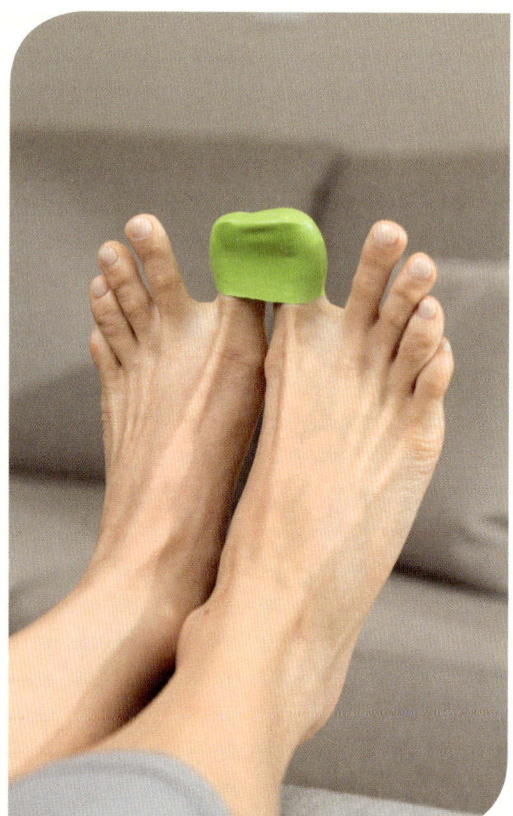

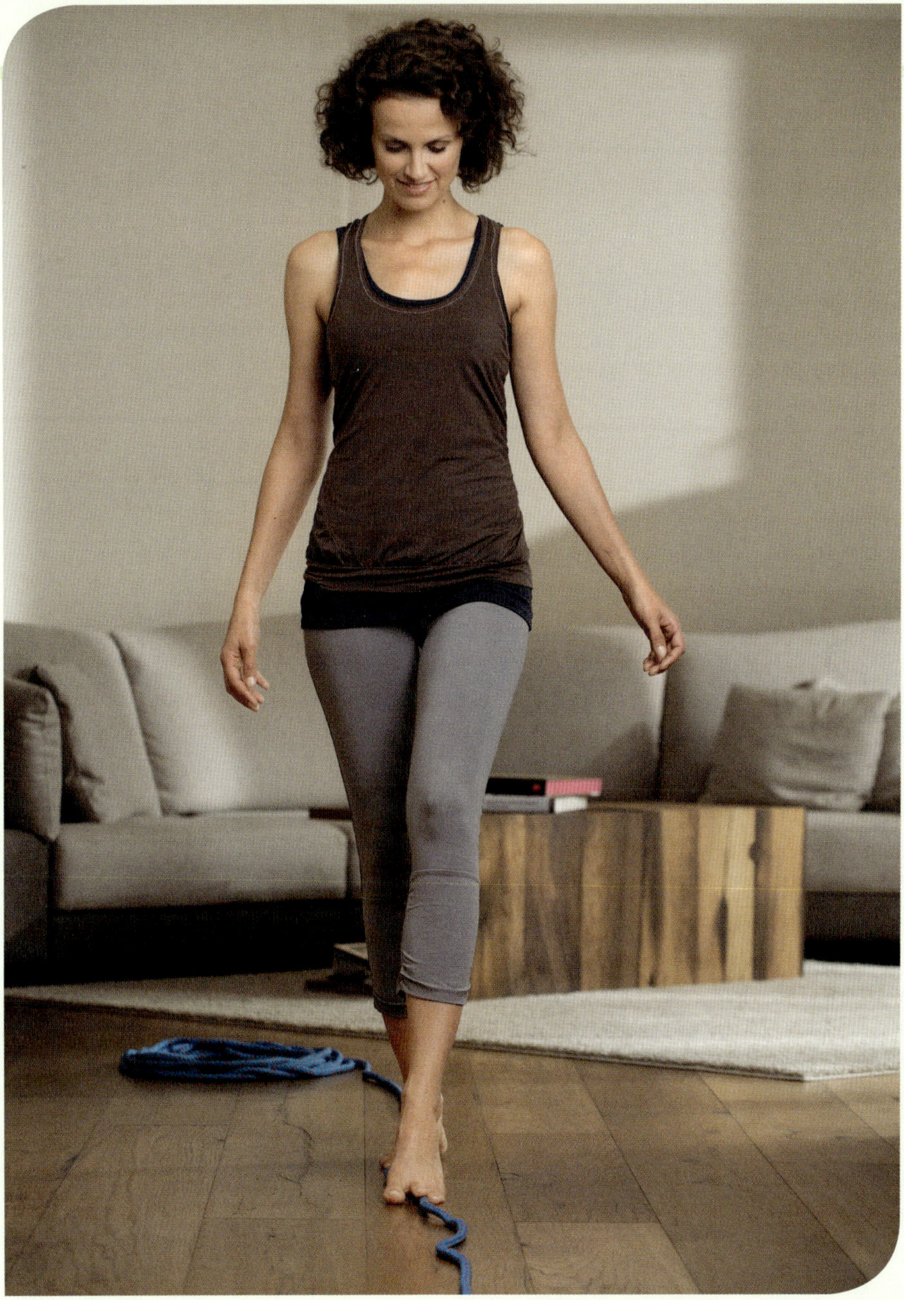

Das starke Seil

Aktive Aufwölbung des Vorfußes zur Entlastung des Hallux.

1. Legen Sie ein etwas dickeres Seil auf den Boden und versuchen Sie, mit der Mitte der Ferse und dem zweiten Zeh darüberzugehen und zu balancieren.
2. Drücken Sie beim Gehen Ihre Zehen leicht an das Seil und an den Boden, um Ihren Fuß zu stabilisieren.

Fünf-Phasen-Stand

Diese komplexe Übung entlastet die Großzehe durch Aktivierung des Längsgewölbes über die gesamte Beinmuskelkette. Gleichzeitig trainiert sie die Gesäßmuskulatur für einen festen Po.

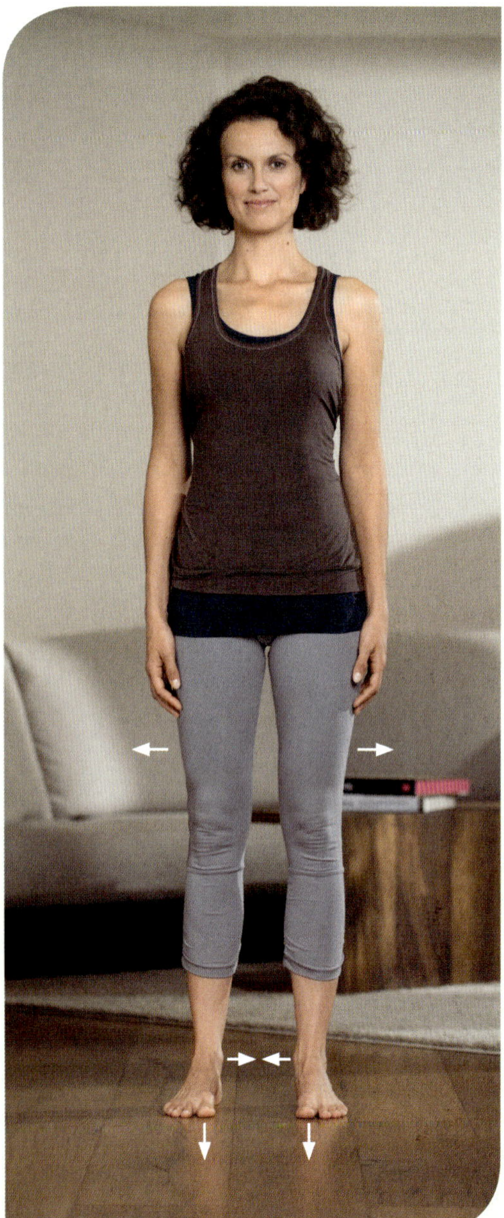

1. Stellen Sie sich aufrecht hin und strecken Sie die Beine durch. Die Füße sollten gerade nach vorne zeigen.
2. Spannen Sie erst Ihr Gesäß, dann auch die Oberschenkel an.
3. Drücken Sie nun zusätzlich die Oberschenkel nach außen, ohne dabei die Füße oder die Knie zu bewegen.
4. Versuchen Sie, die Fersen nach innen zu drücken, ohne dass sich dabei Ihre Füße tatsächlich von der Stelle bewegen. Halten Sie die Großzehe während der gesamten Übungsphase am Boden. Die gegensätzliche Bewegung (Oberschenkel nach außen, Fersen nach innen) ist anfangs zwar ungewohnt und ein bisschen irritierend, aber äußerst wirkungsvoll.

Ball ausdrücken

So lockern Sie das Fußbindegewebe einschließlich der Muskulatur.

1. Stellen Sie einen Fuß auf einen Tennisball, den anderen ganz normal auf den Boden.
2. Versuchen Sie nun, den Ball mit dem Fuß „auszudrücken", so als wollten Sie eine Fußluftpumpe bedienen.
3. Führen Sie die Bewegung in langsamem Tempo an möglichst allen Stellen der Fußfläche durch.

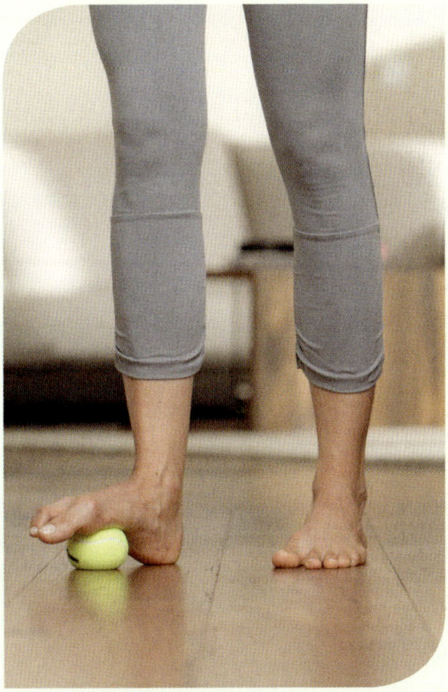

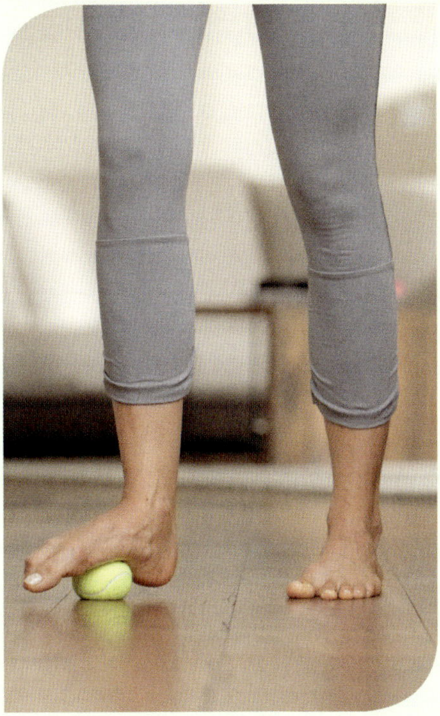

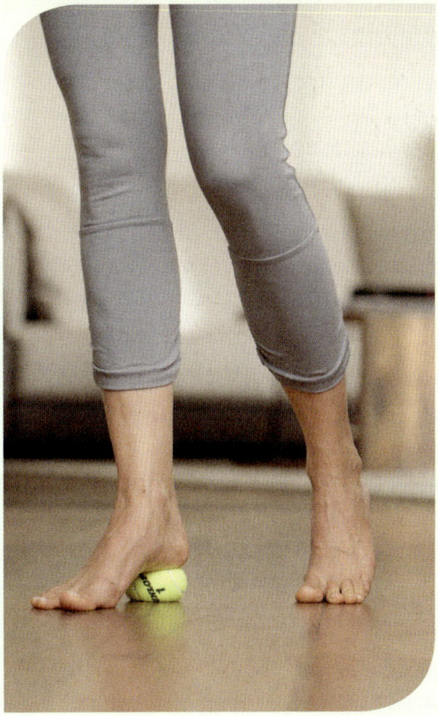

Bleistift-Übung

Stärkt das Quergewölbe.

1. Setzen Sie sich und stellen Sie Ihre Füße auf die Ferse. Sie können sich zum Üben auch hinlegen. Halten Sie mit einem Fuß einen Bleistift zwischen der Großzehe und dem zweiten Zeh.
2. Greifen Sie nun mit dem anderen Fuß nach dem Bleistift und versuchen Sie, ihn zu übergeben, ohne dass er herunterfällt.
3. Wenn Sie schon geübt sind, können Sie auch versuchen, einen kleinen Bleistiftspitzer in den anderen Fuß zu nehmen und den Bleistift anzuspitzen.
4. Eine Variante für ganz Fortgeschrittene: Nehmen Sie im Schneidersitz eine Nadel zwischen den ersten und zweiten Zeh und versuchen Sie, mit dem anderen Fuß einen Faden einzufädeln und durchzuziehen. Das ist allerdings wirklich keine Übung, mit der Sie beginnen sollten.

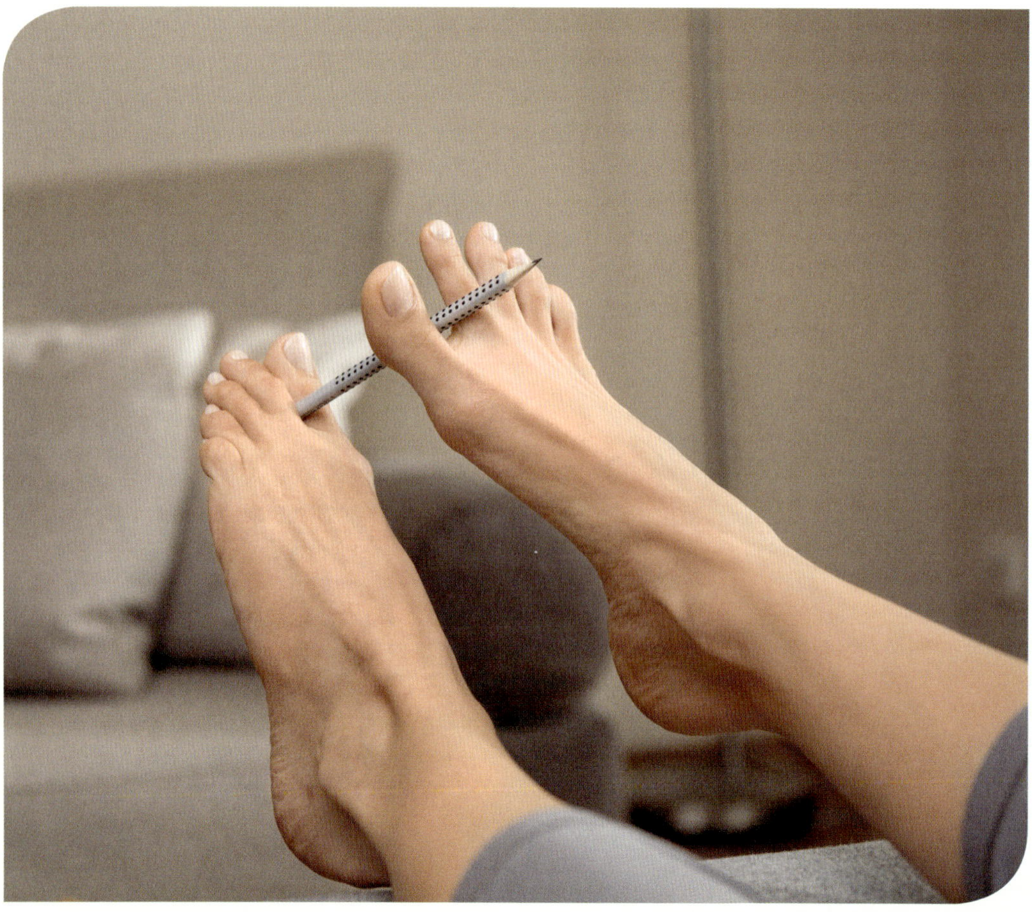

Mit den drei mittleren Zehen winken

Kräftigt das Quergewölbe.

1. Stellen Sie beide Füße auf den Boden, Sie könne sich dabei auch hinsetzen. Konzentrieren Sie sich auf einen Fuß.
2. Heben Sie bei diesem Fuß zunächst alle Zehen an, während Sie die Sohle jedoch am Boden lassen.
3. Versuchen Sie im Anschluss, nur die Groß- und Kleinzehe wieder auf den Boden zu legen. Die mittleren drei Zehen bleiben oben.
4. Ist Ihnen das gelungen, versuchen Sie es andersherum: Schaffen Sie es, nur die mittleren drei Zehen auf und ab zu bewegen, ohne dass sich Groß- und Kleinzehe vom Boden lösen?

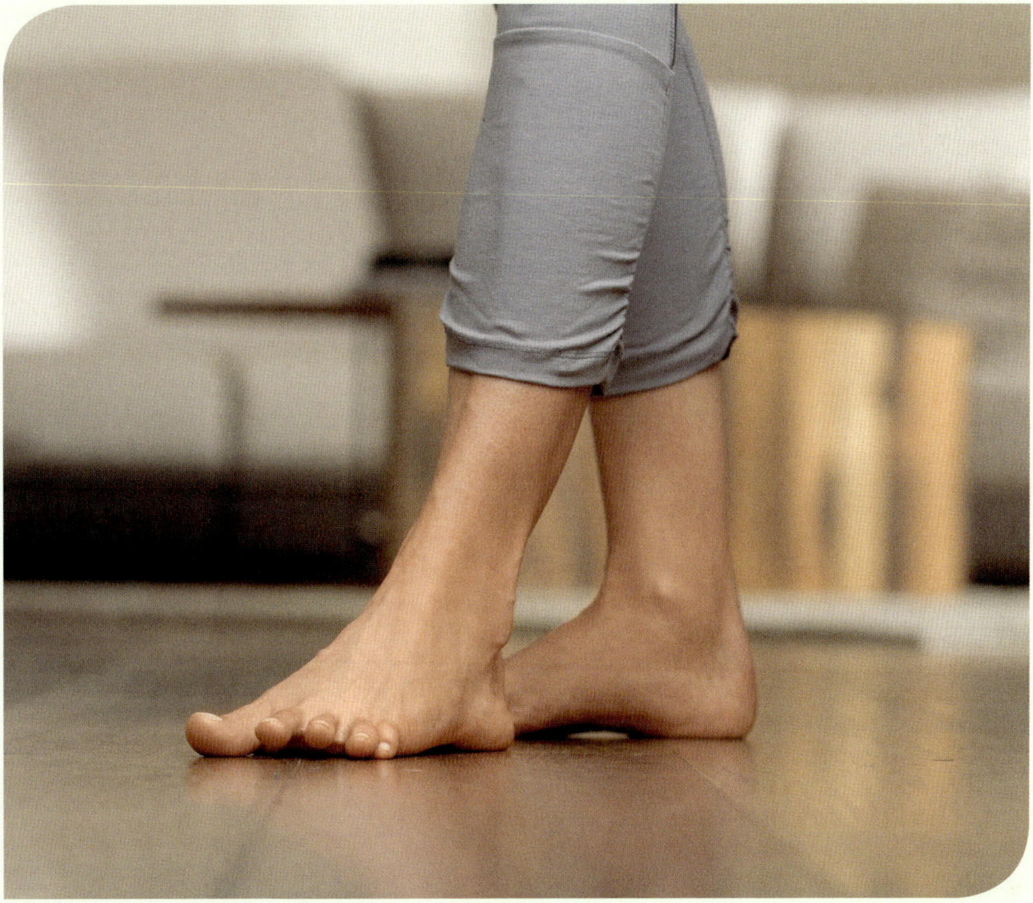

Übungen für den Hallux valgus

Die baggernde Großzehe

Beweglichkeit und Kräftigung für die gerade richtende Hallux-Muskulatur.

1. Setzten Sie sich entspannt auf eine Gymnastikmatte. Nehmen Sie sich zunächst einen Fuß vor, den Sie bei gebeugtem Knie auf den Boden mit der ganzen Fußfläche aufstellen. Legen Sie einen Abstandhalter zwischen die erste und zweite Zehe, zum Beispiel einen Zehenspreizer aus Gel (gibt's im Drogeriemarkt).
2. Drücken Sie das Knie leicht nach außen, ohne dass die Großzehe den Bodenkontakt verliert. Versuchen Sie in dieser Position, Ihre Großzehe gegen den Widerstand des Bodens langsam und gleichmäßig nach hinten zu ziehen.

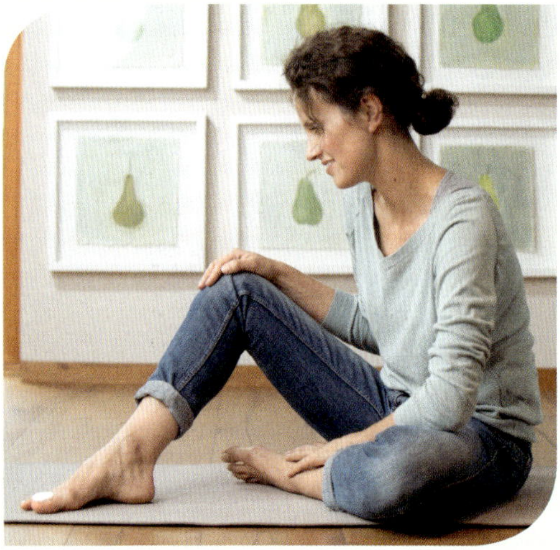

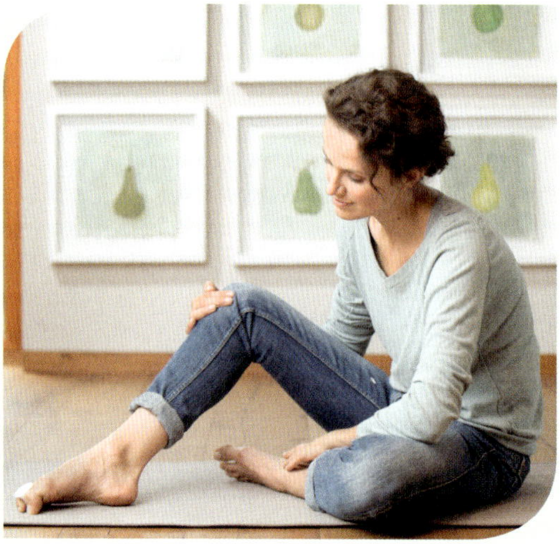

Lockerer Vorfuß, lockere Großzehe

Bringt Beweglichkeit in den Vorfuß.

1. Legen Sie im Sitzen einen Fuß auf das andere Bein, sodass Sie den Vorfuß mit beiden Händen locker umgreifen können, ohne sich dabei zu verrenken.
2. Legen Sie je einen Finger zwischen die Zehen, ziehen Sie die Zehen leicht nach vorne und bewegen Sie sie gleichzeitig auf und ab (Bild oben).
3. Nehmen Sie die Ferse in die eine Hand und den Vorfuß in die andere. Nun verwringen Sie Vorfuß und Ferse gegeneinander hin und her, als wenn Sie einen Waschlappen auswringen wollten (zweites Bild von oben).
4. Legen Sie einen Handballen an die Vorfußaußenseite (Kleinzehe) und den anderen auf die Vorfußinnenseite in die Nähe des Großzehengrundgelenkes. Die Finger 2 bis 5 liegen jeweils auf der Fußsohle und drücken von unten gegen das Quergewölbe. Nun versuchen Sie gleichzeitig mit beiden Händen Ihren Vorfuß wie die Schwingen eines Schmetterlings auf uns ab zu bewegen (Bilder unten).

Wichtig: Achten Sie bei allen Übungsteilen darauf, das Großzehengelenk nicht zu drücken.

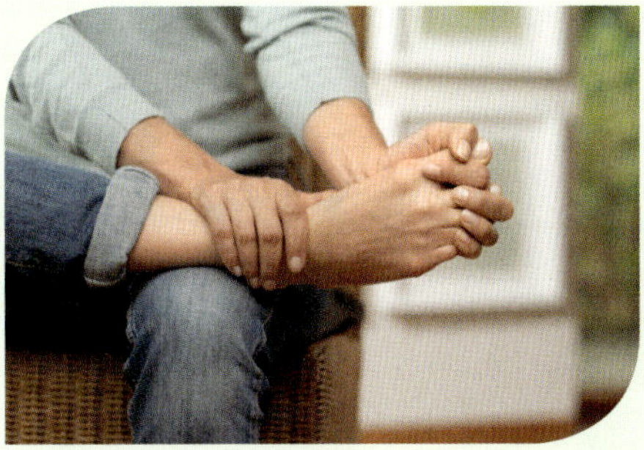

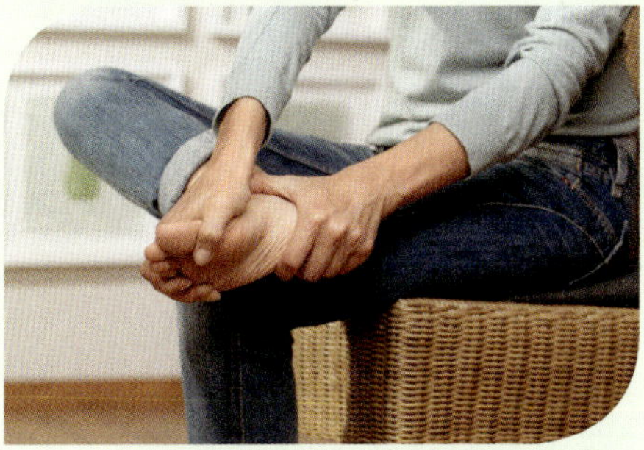

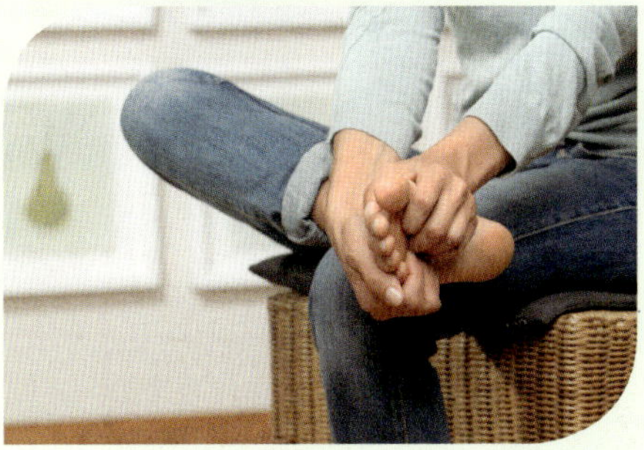

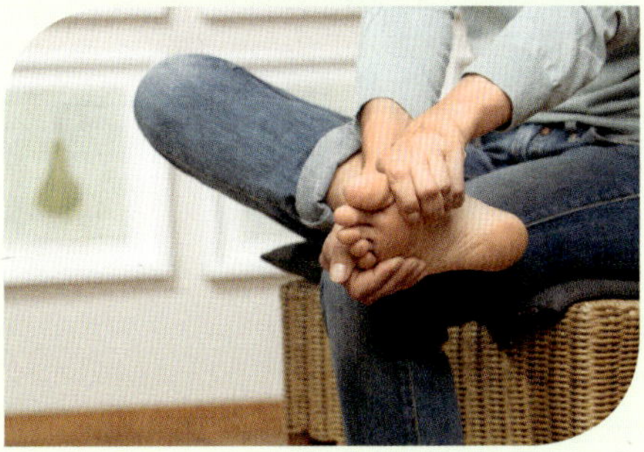

Übungen für den Hallux rigidus

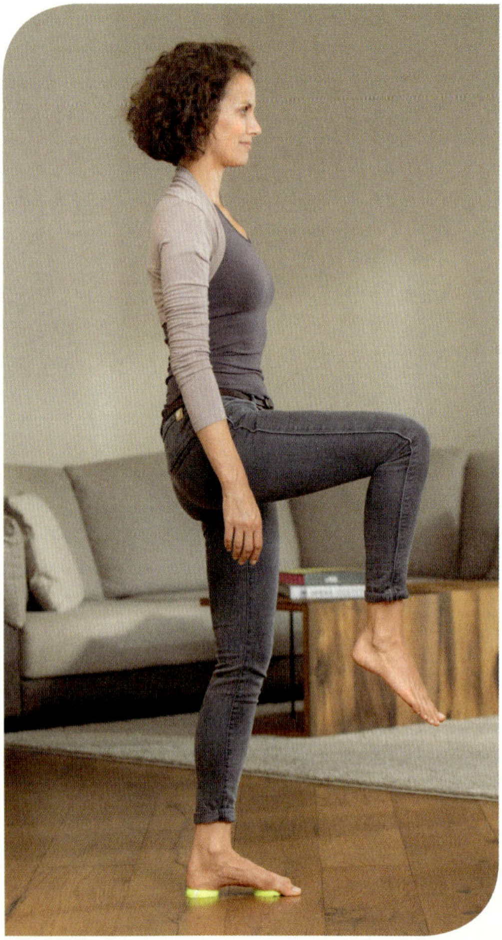

Balance auf zwei halben Tennisbällen

Trainiert die Balance und die Beweglichkeit der Sprunggelenke, kräftigt die Beinmuskulatur durch Längenspannung der Sohlenmuskulatur

1. Legen Sie zwei Tennisballhälften unter die Mitte des Vorfuß und der Ferse eines Fußes.
2. Balancieren Sie darauf möglichst mit leicht gebeugtem Knie und ruhigen, am Körper herabhängenden Armen. Das freie Bein heben Sie währenddessen nach vorne an. Die Zehen locker halten (Bild links).
3. Versuchen Sie, die Dauer der Balancezeit über die Tage und Wochen deutlich zu verlängern.

Bindegewebe lockern

Lockert das Bindegewebe um das Großzehengrundgelenk.
Heben Sie vorsichtig die Haut um das Grundgelenk rundherum ab und halten Sie sie für mehrere Sekunden (Bild rechts).

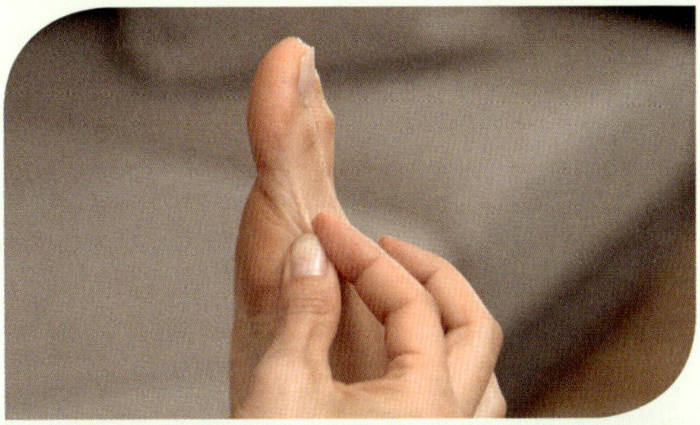

Kräftigung

Aktiviert und kräftigt die Muskulatur für den geraden Hallux.
Legen Sie einen kleinen Einmachgummi um die Großzehe und Kleinzehe. Versuchen Sie nun, die Großzehe bei gerade aufstehendem Fuß nach innen zur Körpermitte zu bewegen.

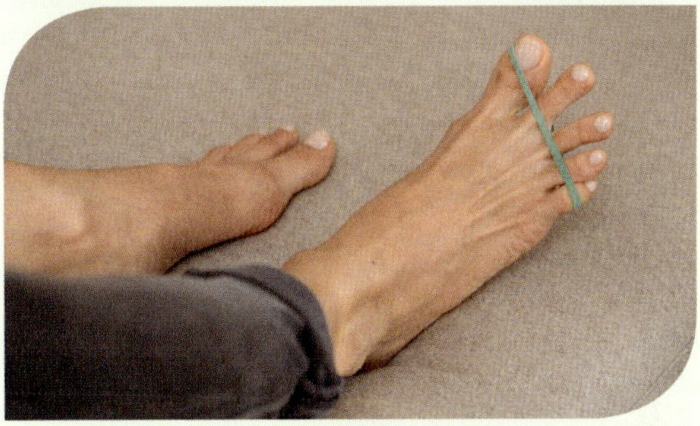

Zigarette austreten

Mobilisiert die kleinen Zehenzwischengelenkräume.

1. Stellen Sie im Stehen einen Fuß nur auf dem Vorfuß und geben Sie Druck. Lassen Sie die Zehen die ganze Zeit über auf dem Boden.
2. Führen Sie eine Bewegung aus, als wollten Sie eine Zigarette austreten. Bewegen Sie Ihren Vorfuß dazu hin und her. Es handelt sich dabei um eine sehr sachte, kleine Bewegung. Belassen Sie die Zehen aber immer an gleicher Stelle – nicht damit über den Boden wischen.

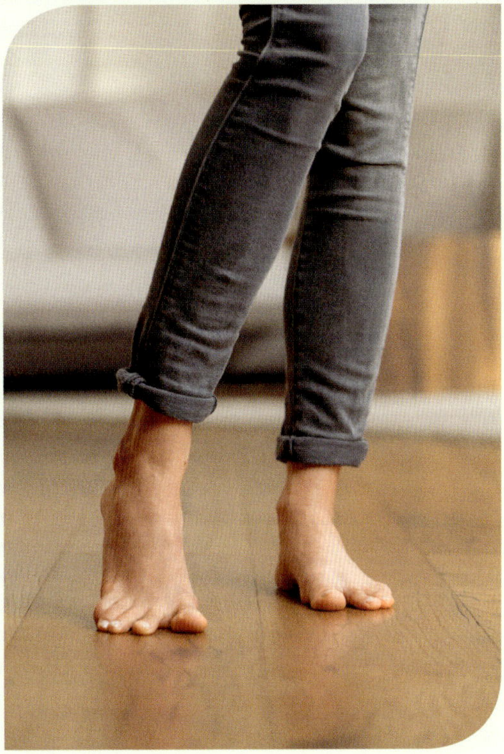

Übungen für den Hallux limitus

Hoher Zehenstand

Stärkt das den Hallux entlastende Längsgewölbe. Wichtig: Führen Sie die Übung nur dann aus, wenn Ihr Grundgelenk noch voll beweglich ist.

1. Gehen Sie barfuß maximal in den hohen Zehenstand. Achten Sie darauf, dass die Fersen dabei nicht nach innen, sondern gerade nach hinten zeigen. (Wenn Sie vor einem Spiegel stehen, dürfen Sie die Fersen nicht sehen.)
2. Kippen Sie jetzt zunächst langsam die Fersen leicht nach außen, während Sie die Großzehen weiterhin am Boden belassen. Wieder zurück.
3. Nun bewegen Sie die Ferse langsam nach unten – maximal ein Drittel des gesamten Weges. Und wieder nach oben.
4. Wiederholen Sie diese langsame und achtsame Auf-seit-ab-Bewegung mehrmals. Achten Sie immer darauf, dass Sie dabei keine Schmerzsignale verspüren (auch nicht im Nachhinein).

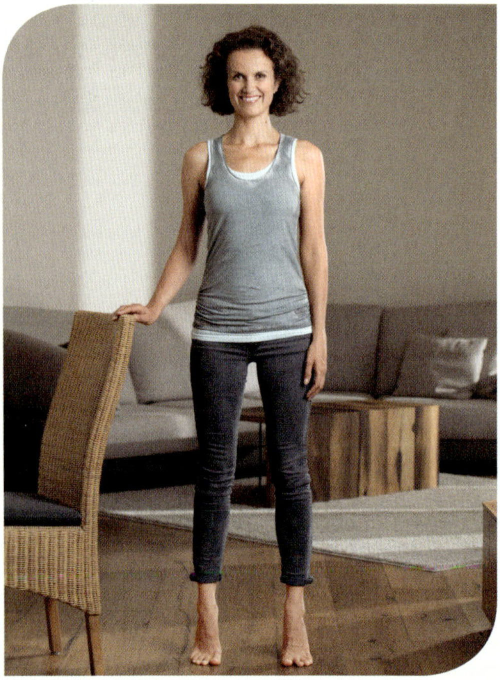

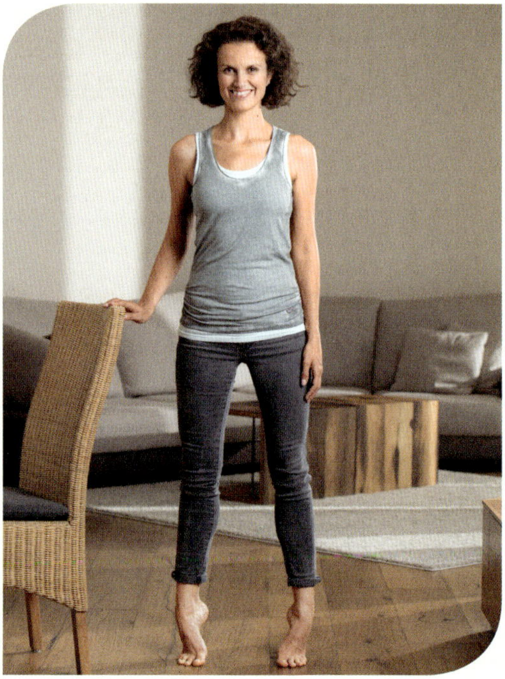

Wäscheklammer öffnen

Fördert Wahrnehmung, Kraft und Beweglichkeit des Großzehenendgelenks.

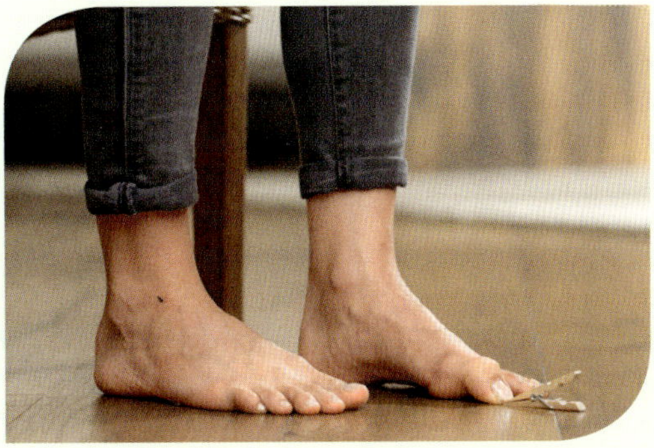

1. Setzen Sie die Füße flächig auf den Boden. Legen Sie eine Wäscheklammer so unter die Großzehe, dass Sie sie mit dem Endgelenk zusammendrücken können.
2. Gehen Sie langsam und gleichmäßig mit der Zehe runter und hoch, ohne dass sich der „Mund" der Klammer ganz schließt (die Spannung im Muskel soll erhalten bleiben, also nicht absetzen).

Hocke an der Wand

Kräftigt die Oberschenkel- und Schienbeinmuskulatur und entlastet so den Wadenmuskel.

1. Stellen Sie sich mit dem Rücken an die Wand und lehnen Sie den Kopf an.
2. Platzieren Sie beide Beine hüftbreit etwas weiter nach vorne und gehen Sie leicht in die Knie.
3. Heben Sie aus dieser Position beide Vorfüße maximal an und winken Sie mit den Zehen.

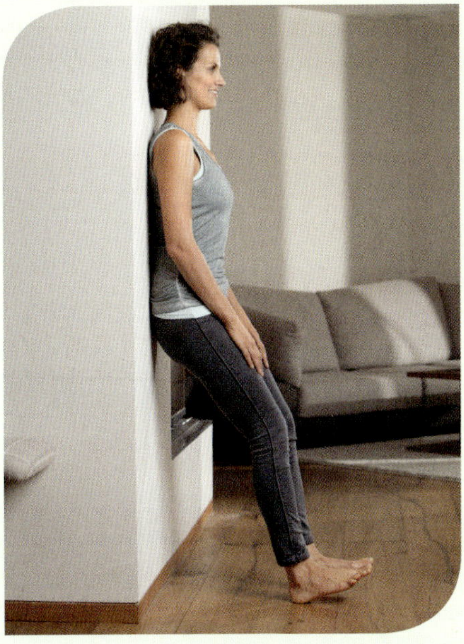

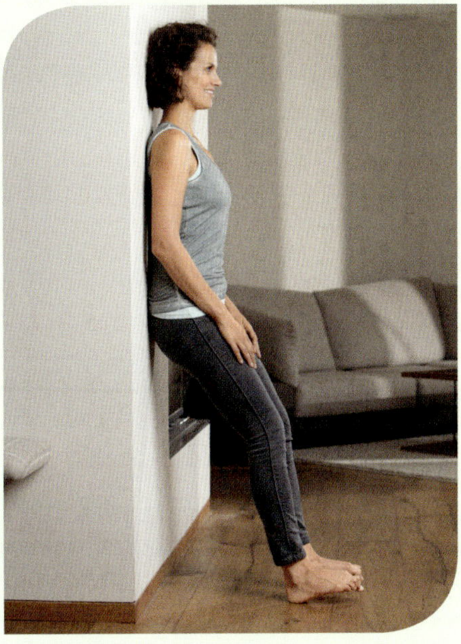

Liebe Leserin, lieber Leser,

nun sind wir gemeinsam einen ziemlich langen Weg gegangen. Es war mir ein Herzensanliegen, über das Thema Hallux im weitesten Sinne zu schreiben, denn ich erlebe in meiner Praxis tagtäglich, dass der Satz „Ich habe einen Hallux" wie ein Damoklesschwert über den Köpfen meiner Klienten hängt. Ich weiß, dass viele der Betroffenen seit Jahren verzweifelt, orientierungslos, enttäuscht, missbraucht, schmerzhaft behandelt, operiert, erschöpft, voller Tränen, voller Ängste vorm Gehen oder Laufen umherirren. Dass das Leben dieser Menschen dadurch zu einer Qual wurde, dass Probleme die Beziehung belasten, dass die Freude verloren gegangen ist, dass die Betroffenen von Minderwertigkeitsgefühlen geplagt werden, sich und ihre Füße als hässlich empfinden, Angst davor haben, offene Schuhe zu tragen … und das alles „nur" wegen einer schiefen oder unbeweglichen Großzehe.

Ich hoffe, dass ich Ihnen Mut machen konnte, wenn es Ihnen auch so geht. Dass ich Ihnen zeigen konnte, dass Sie kein „hoffnungsloser Fall" sind. Dass es Möglichkeiten gibt, Ihre Situation zu verbessern, damit Sie wieder Freude daran haben, fest mit beiden Füßen im Leben zu stehen. Hallux-Probleme sind keine Luxusprobleme, auch wenn das manchmal vielleicht so scheint, weil die Ursache durchaus in dem seltsamen Verständnis für „schöne" Schuhe liegen kann. Hallux-Probleme scheinen mir eher eine Fußerkrankung zu sein, die nicht nur sehr viel mit unserer Psyche zu tun hat, sondern dass dieses Phänomen auch gleichzeitig sehr viel Einfluss auf unsere Psyche hat. Sie sind also gleichermaßen Ursache und Folge. Nebenher gehen die Probleme oft mit anderen Fuß- beziehungsweise Körpersymptomen einher.

Dennoch warten Menschen, die von Hallux-Problemen betroffen sind, in der Regel sehr, sehr lange, ehe sie etwas unternehmen. Sie halten über Monate oder Jahre große Schmerzen aus. Dabei kann

Nachwort

ich es gar nicht oft genug wiederholen: Unsere Füße sind ein Spiegel unserer Gesundheit, unseres Wohlergehens und für den Zustand unseres Körpers. Nicht umsonst lässt sich mit der Fusskartographie ein sehr genaues Bild zeichnen, wie es in uns aussieht.

Die Großzehe ist der tragende Grundpfeiler unserer Füße. Ist dieser Pfeiler instabil, wackelt nicht nur der Fuß, sondern auch die Seele. Im Grunde wackeln wir dann als Mensch. Darum ist es wichtig, dass Sie Ihre Großzehe kennenlernen, als wäre sie ein interessanter Mensch, dem Sie begegnen und näherkommen wollen. Einfach weil Sie spüren, dass er Ihnen guttut. Je mehr Sie sich mit Ihrer Großzehe und Ihren Füßen beschäftigen und anfreunden, desto intensiver werden Sie sich für Ihren Körper einsetzen.

Pflege für die Füße bedeutet für mich nicht nur, sie zu streicheln, zu massieren oder mit Kosmetika zu pflegen, sondern sie eben auch von allem Belastenden zu befreien und sie durch geeignete Aktivitäten zu fördern und zu stärken.

Hildegard von Bingen hat einmal sehr treffend formuliert: „Der fünfte Sinn, der Hautsinn, liegt in den Füßen. Wer seine Füße nicht gebraucht, wird krank und geistig träge!“ Das sollten wir uns wirklich zu Herzen nehmen. Gehen Sie also täglich mindestens eine Stunde in flachen und bequemen Schuhen oder noch besser barfuß und am besten in der freien Natur. Eine Hallux-Diagnose muss kein Schicksal sein. Vielleicht ist sie sogar der Beginn eines neuen Weges, der Sie und Ihre Füße wieder zusammenbringt. Der Ihnen hilft, Zusammenhänge besser zu verstehen, und Ihnen zeigt, dass Füße so viel mehr sind als nur das untere Ende des Körpers.

Wenn Sie das verinnerlicht haben, dann habe ich meine Mission erfüllt. Glauben Sie mir, es lohnt sich, diesen Weg zu gehen.

Herzlichst, Ihr Carsten Stark

Sachregister

Übungsregister

Ein rechtlicher Hinweis

„Das Buch für den Hallux" dient der Information seines Lesers/seiner Leserin und ersetzt bei eventuell auftretenden Beschwerden nicht den Arztbesuch. Keinesfalls entbindet es den Leser oder die Leserin von der Verpflichtung, Selbstverantwortung für seine/ihre Gesundheit zu übernehmen, die enthaltenen Informationen kritisch zu prüfen und Beschwerden medizinisch abklären zu lassen.

Sämtliche im Text aufgeführten Darstellungen und Fallbeispiele dienen allein der Verdeutlichung des Textinhalts und stellen keine Werbeaussagen dar.

Ziel dieses Buchs ist es unter anderem, bei unerklärbaren oder chronischen Erkrankungen Behandlungsalternativen speziell im Bereich der Fußregion aufzuzeigen, aber auch die Bedeutung der Füße im ganzheitlichen Zusammenhang bei Beschwerden im ganzen Körper darzustellen und zu erläutern. Die Informationen, die der Autor nach bestem Wissen und Gewissen vermittelt, liegen stellenweise abseits der derzeit gültigen Lehrmeinungen aus Medizin und Therapie. Der Autor hinterfragt kritisch Beschwerdebilder, medizinische und therapeutische Denkmodelle sowie Behandlungsmethoden, bezüglich derer anscheinend allgemeiner Konsens herrscht und auch allgemein angenommen wird, man kenne die Antworten bereits. Zusätzlich ergänzt und erweitert er die Darstellung seiner eigenen Haltung zu diesen Fragen mit Erkenntnissen aus seiner Praxis.

Die Kenntnisse des Autors beruhen im Wesentlichen auf jahrelanger praktischer Erfahrung. Der Autor übernimmt keinerlei Gewähr für die Richtigkeit und Vollständigkeit der hier dargestellten Informationen. Haftungsansprüche gegen den Verfasser in jeglicher Form und Weise, welche sich durch die Anwendung und Umsetzung von Informationen aus diesem Buch ergeben könnten, sind grundsätzlich ausgeschlossen.

Impressum

Hinweis: Die Ratschläge/Informationen in diesem Buch sind von Autor und Verlag sorgfältig erwogen und geprüft, dennoch kann eine Garantie nicht übernommen werden. Eine Haftung des Autors bzw. des Verlags und seiner Beauftragten für Personen-, Sach- und Vermögensschäden ist ausgeschlossen.

Die Texte in diesem Buch sind entstanden unter Mitarbeit von Jeanette Hagen.

FSC
www.fsc.org
MIX
Papier aus verantwortungsvollen Quellen
FSC® C021956

Verlagsgruppe Random House
FSC® N001967

Projektleitung: Nikola Hirmer
Lektorat: Sylvie Hinderberger
Bildredaktion und Organisation der Fotoproduktion: Sabine Kestler
Satz: Christopher Hammond
Korrektorat: Susanne Schneider, München
Herstellung: Reinhard Soll
Umschlaggestaltung und Konzeption: Zeichenpool, München, unter Verwendung eines Fotos von Christian M. Weiss

Bildnachweis:

Illustrationen: Nadine Schurr
Fotografie: Christian M. Weiss
Assistenz: Sylwia Makris
Haare/Make up: Nilgün Konya
Mit Ausnahme von: Fotolia: 19 (asafeliason), 79 (Barbara Pheby); istockphoto: 129 (shironosov); Nummenmaa, Lauri et al.: Bodily maps of emotions(2013). PNAS vol. 111 no. 2, S. 646-651: 89; Shutterstock: 15 (AmbientShoot), 60 (Gwoeii)

Wir danken für die freundliche Unterstützung der Fotoproduktion der Firma KAMAH, yoga & style, www.kamahyoga.com

Reproduktion: Mohn Media Mohndruck GmbH, Gütersloh
Druck und Bindung: Alcione, Trento

Printed in Italy

ISBN 978-3-517-09526-4

3. Auflage 2017